LORAN INC.
Conseillers à la direction d'entreprises
2050 RUE MANSFIELD
BUREAU 1404
MONTRÉAL (QUÉBEC)
H3A 1Y9

Chez le même éditeur :

- *Agir ensemble : rapport sur le développement*
- *Deux Québec dans un: rapport sur le développement social et démographique*

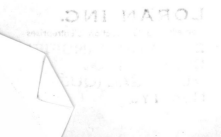

Financement des services de santé

DÉFIS POUR LES ANNÉES 90

Recherche et rédaction

Sylvie Rheault, économiste, Conseil des affaires sociales.

Collaborations

Louise Barnard, épidémiologue, Anne Gauthier, économiste et Hélène Valentini, anthropologue, chercheures au Conseil des affaires sociales.

Ginette Dussault, économiste, chercheure à l'Institut de recherche au travail.

Consultations

Yvon Brunelle, agent de recherche, Service du recouvrement de la santé, ministère de la Santé et des Services sociaux.

Marc-André St-Pierre et Lise Caron, agent et agente de recherche, Service des études opérationnelles, ministère de la Santé et des Services sociaux.

Roger Bertrand, directeur général du Conseil régional de la santé et des services sociaux de la région de Québec.

Marc Renaud, codirecteur du Groupe de recherche sur les aspects sociaux de la prévention.

David Levine, directeur général du Centre hospitalier de Verdun.

Révision des textes

Lyne Mélançon, Conseil des affaires sociales.

Louise Barnard, Conseil des affaires sociales.

Andrée Doré, linguiste-réviseure.

Traitement de texte

Ginette Langlois, Conseil des affaires sociales.

Sylvie Rheault, Conseil des affaires sociales.

Responsable de la publication

Robert Filion, Conseil des affaires sociales.

Avant-propos

Vivre en bonne santé physique et mentale est au cœur des objectifs de protection sociale. Tous et toutes sont préoccupés par cette façon de penser ou le seront tôt ou tard. Le vieillissement de la population, l'évolution des formes de traitement, le coût des nouvelles méthodes de diagnostic et les modifications dans la nature même des maladies amènent notre société à s'interroger sur sa capacité à prendre en charge ses malades et ses invalides. De plus, bon nombre de personnes aux prises avec des problèmes sociaux sont venues grossir le lot des mésadaptés en quête d'une guérison.

Deux commissions d'enquête sont venues proposer une réorganisation dans les structures et la gestion du système. D'abord la Commission Castonguay-Nepveu, avant l'instauration du système de soins universel et gratuit, puis la Commission Rochon, près de vingt ans après, où l'on constatait que les organismes dispensant les services de santé et d'adaptation sociale fonctionnaient toujours en parallèle malgré l'intention claire du législateur de créer un véritable réseau d'institutions de soins à rôles complémentaires. Le récent document *Orientations* du ministère de la Santé et des Services sociaux va aussi dans ce sens.

Toutefois, au-delà de ces préoccupations vis-à-vis l'organisation, la gestion et la performance du système de soins, la question de son financement se pose avec de plus en plus d'acuité. Le désengagement graduel du gouvernement canadien vis-à-vis le régime de soins a placé le gouvernement du Québec dans une situation de plus en plus difficile. Aussi, est-il devenu essentiel d'examiner à fond la question du financement des services de santé et d'adaptation sociale puisque, au Québec, ces deux secteurs ont toujours été étroitement liés.

Participant depuis sa création en 1970 aux grands débats dans le domaine des affaires sociales, le Conseil des affaires sociales a décidé de se pencher sur cette question. En 1988, il confie à madame Sylvie Rheault, économiste et chercheure au Conseil, la réalisation d'une étude sur le financement des services de santé et d'adaptation sociale. Le présent livre est donc le fruit de cette étude. L'auteure analyse tout d'abord les tendances des dépenses dans ces secteurs au cours des dernières années. Elle s'interroge ensuite sur la capacité de payer des divers acteurs : gouvernements, entreprises et ménages. Plusieurs questions fondamentales sont abordées : le rendement du système de soins, la rationalité des choix et le rôle des divers professionnels et professionnelles de la santé dans les décisions d'allocation budgétaire prises tous les jours dans notre vaste réseau de services de santé et d'adaptation sociale.

Si la maîtrise des dépenses de santé et d'adaptation sociale a constitué le thème central des débats sur l'avenir des systèmes de soins au cours des années 1980, on peut prédire que la discussion sur les modes de financement dominera les années 1990.

Ce livre sera donc fort utile aux enseignants et enseignantes, aux étudiants et étudiantes et à tous ceux et celles qui, dans le réseau de la santé et des services sociaux, se préoccupent du devenir de notre système de soins et d'adaptation sociale. Tous et toutes y puiseront des données pouvant alimenter leur réflexion non seulement sur les aspects techniques du financement des services mais aussi sur les conditions du maintien de la solidarité collective face à la maladie et à la dépendance des plus démunis et démunies de nos concitoyens et concitoyennes.

Madeleine Blanchet
Présidente
Conseil des affaires sociales

Table des matières

LISTE DES TABLEAUX

ANNEXE II

ANNEXE III

LISTE DES GRAPHIQUES

Introduction

À l'occasion du nouvel an, des souhaits de bonne santé et de bonheur s'échangent. Cette importance que l'on accorde à la santé et au bien-être par l'intermédiaire de nos souhaits du temps des fêtes se répercute collectivement. En effet, les dépenses en matière de santé et d'adaptation sociale occupent une part considérable des dépenses du gouvernement du Québec, soit environ 30 %. Les diverses contributions privées sont également nombreuses. L'entraide familiale et communautaire se révèle aussi omniprésente.

Personne n'est à l'abri des problèmes sociaux, de la maladie et de la mort. Cette incertitude rend toute personne vulnérable à l'égard de ses futurs besoins et, par conséquent, des dépenses devant être envisagées. Nous avons donc accepté de mettre en commun une part de nos revenus pour financer des services collectifs de santé et d'adaptation sociale.

Le partage du financement entre les particuliers, les entreprises et le gouvernement ainsi que l'allocation actuelle des ressources ne conduisent cependant pas au même consensus social. Les insatisfactions sont nombreuses, les besoins aussi. Plusieurs travaux soumis à la Commission d'enquête sur la santé et les services sociaux font état de ces problèmes. Et les constats sont éloquents.

Trouver des solutions au financement actuel exige une analyse plus profonde des enjeux actuels. Il ne suffit pas de faire l'adéquation entre la demande de financement public et les sources possibles de financement. Il faut plutôt examiner quelles sont les contraintes budgétaires actuelles, les iniquités et les inefficacités du système.

Ce document vise ainsi à fournir aux divers intervenants et intervenantes et à la population en général des outils pour débattre de la place qu'occupent ou devraient occuper les dépenses, ou certaines dépenses, en matière de santé et d'adaptation sociale parmi nos choix budgétaires.

Le terme « financement» ne s'entend pas ici dans le sens de processus budgétaire. Quoique des améliorations soient souhaitées, l'objet de ce travail n'est pas de faire une analyse spécifique de l'efficience des modalités de paiement. Nous voulons davantage examiner l'efficience, l'efficacité et l'équité du mode de financement public et privé.

Les expressions d'efficience, d'efficacité et d'équité utilisées dans ce document répondent aux définitions suivantes:

Efficience

Rapport entre le niveau des ressources (financières, humaines et physiques) dans le système de santé et les niveaux de services produits. On peut distinguer l'efficience technique (minimisation des coûts) et l'efficience clinique (allocation optimale des ressources).

Efficacité

Relation entre le niveau des ressources et celui des résultats de santé.

Équité

Terme utilisé couramment pour évaluer le degré de justice sociale. Dans le domaine sociosanitaire, l'équité d'accès fait référence à un accès au système qui ne soit pas limité par des considérations géographiques ou économiques. L'équité est acquise lorsque des personnes défavorisées économiquement et qui ont besoin de soins de santé n'assument pas une part relativement plus élevée des coûts.

L'objet « santé et adaptation sociale » se définit dans ce document de façon assez restrictive. Il ne s'agit pas d'analyser le financement de l'ensemble des biens et services qui, en soi, ont un impact sur la santé et le bien-être. On envisage d'ici l'ampleur de la recherche si nous examinions le financement du sport, des loisirs et de l'alimentation.

Pour les services de santé, nous retenons la définition de Evans[1]. Il s'agit d'un ensemble de biens et de services utilisés principalement ou uniquement en raison de l'impact positif anticipé sur l'état de santé. Quant aux services d'adaptation sociale, nous retenons la définition de la Commission Castonguay-Nepveu[2] où l'on considère ces services comme des moyens de nature préventive ou corrective par lesquels la société vient en aide à des personnes, des familles, des groupes et des collectivités, afin qu'ils soient maintenus ou intégrés dans ce qu'ils considèrent une vie normale.

Dans le premier chapitre, nous examinerons les raisons pour lesquelles l'intervention gouvernementale est nécessaire dans le domaine de la santé et de l'adaptation sociale. Un bref historique des principales orientations à l'égard du financement sera également exposé. Les consensus politiques concernant le rôle de l'État dans le financement feront aussi l'objet d'une analyse dans ce même chapitre.

La description du partage actuel du financement entre les gouvernements fédéral et provinciaux d'une part et entre les particuliers et les entreprises d'autre part sera effectuée au deuxième chapitre. Cette description nous permettra de comprendre d'où pourraient provenir des sommes additionnelles pour le financement des services de santé et d'adaptation sociale advenant une augmentation des dépenses publiques, ou bien quelles réallocations s'avéreraient le plus appropriées. Des comparaisons interprovinciales et internationales, dans la mesure du possible, étayeront cette description.

Au chapitre trois, il sera question des contraintes financières et budgétaires actuelles. D'abord, on analysera les contraintes des gouvernements fédéral et du Québec. Les volontés respectives de réduire les déficits gouvernementaux témoignent ici d'un enjeu important pour le financement des services. Pour plusieurs, le système est en crise. Il souffre de sous-financement chronique, et les coûts s'accroissent de façon démesurée en raison notamment de l'augmentation des pathologies sociales et du vieillissement. Or, ce constat général survit difficilement à un examen plus approfondi comme nous le verrons dans ce chapitre. D'autre part, les variables les plus significatives qui influent sur les coûts seront examinées. Finalement, les contraintes budgétaires des individus et des familles seront mises en lumière à l'aide de données sur l'évolution des revenus et des salaires ainsi que sur la répartition du revenu.

Certaines insatisfactions de la population et des groupes d'action sociale seront décrites au quatrième chapitre. Les inefficacités du système de santé seront également soulevées, et ce à l'aide des résultats de quelques recherches. Quelques questions d'ordre éthique seront aussi amenées.

En conclusion, une brève synthèse des constats établis tout au long de cette recherche sera présentée. Des orientations politiques s'en dégageront.

Notes

1. Evans, R.G. 1984, p. 5.
2. Commission Castonguay-Nepveu. 1972, p. 26.

CHAPITRE 1

L'intervention gouvernementale en matière de financement : le pourquoi

En 1988-1989, plus de neuf milliards et demi de dollars, soit près de 30 % des dépenses gouvernementales et 6,9 % du produit intérieur brut[1], ont été affectés par le gouvernement du Québec aux dépenses en matière de santé et d'adaptation sociale. Ces sommes d'argent, déjà fort considérables, qui transitent par le gouvernement, ne couvrent cependant pas l'ensemble des dépenses dans ce domaine. Les dépenses de la Commission de la santé et de la sécurité du travail et celles de la Régie de l'assurance automobile du Québec, à l'égard de la santé et de l'adaptation sociale, n'y sont pas incluses parce qu'elles ne sont pas financées à même le fonds consolidé. Ces organismes possèdent leur propre source de financement.

En 1985, les dépenses privées en matière de santé se sont élevées à plus de deux milliards de dollars[2]. Quant aux dépenses privées en matière d'adaptation sociale, aucune donnée n'existe. Mentionnons, à titre indicatif, qu'en 1988 les bénévoles dans des organismes de santé, de services sociaux et d'intérêt social et public ont apporté une contribution d'environ 45 millions d'heures de travail[3]. Le nombre d'organismes communautaires financés par le ministère de la Santé et des Services sociaux est passé de 31 en 1973-1974 à 547 en 1985-1986, excluant le maintien à domicile[4]. À cela, il faut ajouter tous les services fournis gratuitement par les membres de la famille : l'aide accordée lors d'un épisode de morbidité aiguë ; les services offerts aux personnes souffrant d'une maladie chronique, qui peut les rendre parfois invalides ; ou bien le soutien « moral » à celui ou celle qui est en détresse.

L'importance du secteur public, omniprésent aujourd'hui dans le financement des services de santé et d'adaptation sociale, a connu son essor au cours des dernières décennies. Avec la mise sur pied de régimes d'assurance-hospitalisation et d'assurance-maladie, les dépenses publiques ont pris une part grandissante dans l'ensemble des dépenses en matière de santé. Depuis 1977 cependant, on observe au Québec une augmentation plus forte des dépenses privées.

Dans la première partie de ce chapitre, nous essaierons d'examiner cette évolution à la lumière de la théorie économique. À cette fin, nous utiliserons les notions de biens publics et biens privés qui, aux yeux des économistes, constituent une grille d'analyse privilégiée pour expliquer la pertinence d'une intervention étatique. Le secteur privé demeure, pour bien des économistes, le moteur de l'économie. L'intervention de l'État vise alors essentiellement à combler les lacunes, si ce n'est à remédier à l'échec, du secteur privé. Autrement dit, si le secteur privé pouvait produire de façon efficace les services de santé et d'adaptation sociale, l'État ne serait pas justifié d'intervenir. Selon d'autres économistes, les seuls critères d'inefficacité du marché sont insuffisants pour justifier l'intervention gouvernementale. Des raisons d'équité sociale doivent aussi être considérées.

Dans un deuxième temps, nous résumerons brièvement les interventions politiques des 30 dernières années. Pour plusieurs, ces interventions ont été justifiables pour ce qui est de l'efficacité et de l'équité économique. Or, les fortes pressions politiques de la population ont également joué un rôle fondamental dans cette évolution historique. Dans la dernière partie de ce chapitre, nous en parlerons brièvement avant d'examiner où en est le consensus social et politique actuel.

1.1
LE RÔLE ÉCONOMIQUE DU GOUVERNEMENT

Dans la théorie économique traditionnelle, les biens, incluant les services, sont généralement classés en trois catégories. On retrouve les biens publics purs, les biens quasi-publics et les biens privés. Dans le premier cas, l'intervention de l'État est essentielle ; pour les biens quasi-publics, on assiste généralement à un partage des responsabilités entre les secteurs privé et public ; quant aux biens privés, la production est laissée au libre marché[5].

Les biens publics purs sont ceux dont la consommation ne peut donner lieu à une appropriation : lorsqu'une personne consomme le bien, la disponibilité de ce bien n'est en rien réduite pour une autre personne. Nul ne peut être exclu de la consommation d'un tel bien. La protection du territoire par l'armée est l'exemple souvent cité dans les manuels d'économie. Théoriquement, lorsque l'armée intervient pour protéger le territoire, toute la population du territoire est protégée. Que l'on assure la protection d'une personne ne change en rien le niveau de protection des autres personnes. Dans de telles conditions, aucune entreprise privée ne pourrait fonctionner car elle ne pourrait exclure de ce bénéfice quiconque n'en paierait pas le juste prix.

Les biens quasi-publics sont ceux dont la consommation est collective mais pour lesquels l'exclusion est possible, ou encore ceux qui sont consommés individuellement mais pour lesquels l'exclusion est difficile, voire impossible. Entrent dans cette catégorie l'enseignement, la santé, l'eau potable, les routes. L'intervention de l'État est justifiée en raison des imperfections du marché et des conséquences qu'elles entraînent. Nous verrons ci-après quels types d'imperfection nous observons dans le secteur de la santé et de l'adaptation sociale. L'intervention de l'État sera fonction de ces types d'imperfection.

Finalement, les biens privés sont ceux pour lesquels il est possible d'exclure une personne de leur consommation et pour lesquels également la consommation est individuelle. Dans cette catégorie, nous retrouvons la nourriture, les vêtements, l'habitation.

Ces distinctions sont cependant théoriques. Par exemple, même pour certains biens privés, l'État intervient par réglementation afin d'assurer une concurrence juste et loyale entre les entreprises ou pour assurer la sécurité de la population (par exemple, la salubrité des aliments). Ces distinctions évoluent également avec le temps. Elles ne sont nullement figées une fois pour toutes.

Établir de telles catégories nous éclaire peu dans l'analyse de la justification économique de l'État en ce qui concerne la santé et l'adaptation sociale. Nous devons décortiquer les « imperfections » qui font en sorte que la santé et l'adaptation sociale ne peuvent être laissées à la libre concurrence. D'autre part, cette théorie laisse peu de place à la dimension « privée » de la production domestique ainsi qu'au travail non rémunéré réalisé lors d'activités bénévoles. En effet, lorsqu'on parle du « marché », il est question de la production et de la vente contre rémunération de biens et services. Une demande, une offre et un prix sont donc rattachés à ces biens et services. Or, si nous pouvons associer une demande et une offre à la production domestique et au bénévolat, ni prix ni salaire n'y sont rattachés.

Dans l'analyse qui suit, nous avons distingué la santé de l'adaptation sociale puisque l'analyse économique les dissocie généralement. Quoique le gouvernement du Québec associe ces deux entités dans son budget, il n'en est pas de même pour la majorité des autres provinces canadiennes et des autres pays industrialisés. Pour faciliter les comparaisons, nous conserverons, dans la mesure du possible, cette distinction tout au long de ce livre.

Dans le domaine de la santé

Pour qu'un bien ou un service soit produit par l'intermédiaire du marché, et ce efficacement, il est essentiel que certaines conditions qui existent pour l'offre et la demande de cette production soient remplies. Comme le spécifient Stoddard et Seldom[6], deux conditions se révèlent nécessaires. Premièrement, les consommateurs et consommatrices, d'abord bien informés, doivent posséder un intérêt financier à choisir un bien ou un service plutôt qu'un autre. Deuxièmement, ceux et celles qui offrent ces biens et services doivent être en concurrence, ce qui les incitera à produire de façon efficace.

Ces conditions n'existent aucunement dans le domaine de la santé. En effet, certaines particularités rendraient inefficace l'allocation des ressources lorsque seul le secteur privé en est responsable. Evans[7] fait ressortir trois caractéristiques principales :

1. l'incertitude liée à l'occurrence de la maladie et donc à l'état de santé futur de chaque individu ;

2. le déséquilibre d'information qui existe entre l'individu malade et le professionnel ou la professionnelle ;

3. les retombées économiques et sociales.

Personne n'est à l'abri de la maladie ou des accidents. Certaines mesures préventives peuvent être prises individuellement pour réduire les risques mais elles ne peuvent absolument pas les éliminer complètement. Sur une base individuelle, ces risques peuvent difficilement être calculés ; les consommateurs et les consommatrices éprouvent ainsi des difficultés à se prémunir financièrement contre des coûts futurs. Mais au-delà de cette incertitude financière, l'impossibilité pour qui que ce soit de prévoir son état de santé futur crée de fortes insécurités.

Le déséquilibre d'information entre les individus et les professionnels et les professionnelles de la santé constitue la première particularité de ce type de « biens » et la cause la plus sérieuse de l'échec du marché pour l'allocation des ressources dans ce domaine[8]. Ce déséquilibre découle de l'ignorance des consommateurs et des consommatrices à l'égard des soins nécessaires pour améliorer leur état de santé et de l'obligation dans ces circonstances de déléguer leur « souveraineté » ou leur autonomie dans le processus de décision à des professionnels et professionnelles. Conséquemment, la demande pour des soins de santé constitue une demande dérivée puisque la détermination du type de services à consommer provient des personnes qui offrent ces services.

Le consommateur ou la consommatrice achète non pas la santé, mais les biens et services qui visent à améliorer la santé. Les avantages qu'une personne retire de l'utilisation d'un service de santé dépendent du résultat obtenu et non du service comme tel. Une chirurgie, par exemple, n'est pas désirée en soi.

De plus, le lien entre l'utilisation de certains biens et services et la santé relève de plus en plus des professionnels et des professionnelles de la santé. Cette distinction conceptuelle est cruciale pour comprendre la différence dans la théorie économique entre la demande directe du marché pour des biens agricoles et manufacturiers, et la demande dérivée pour les services de santé et d'adaptation sociale. Dans le dernier cas, la demande dépend du diagnostic professionnel plutôt que du choix du consommateur ou de la consommatrice. La demande du marché pour les services nécessaires ne peut alors être déterminée que par l'application de connaissances spécialisées et de technologies diagnostiques[9].

Ce déséquilibre d'information tend à s'accroître avec les années. Le développement technologique, l'avancement de la recherche scientifique, la spécialisation accrue chez les professionnels et professionnelles, conduisent à une telle situation. L'influence grandissante des personnes qui donnent des soins (offre) dans la détermination des besoins (demande) rend de moins en moins probable l'ajustement des prix à l'avantage des usagers et usagères.

Finalement, l'existence de retombées, tant négatives que positives, rend l'allocation des ressources inappropriée lorsque aucune intervention n'est effectuée par le gouvernement. Par retombées économiques, on entend les effets sur la population de l'utilisation individuelle de certains biens et services. Ainsi, l'utilisation des services de soins par une personne peut produire des effets positifs[10] sur le bien-être d'une ou d'autres personnes. Par exemple, lorsqu'une personne se fait vacciner, elle réduit les risques de contagion. Son geste a des répercussions non seulement sur son bien-être mais également sur celui de la collectivité.

Les retombées peuvent aussi être négatives. Dans ces cas-là, l'utilisation par une personne de certains services ou biens nuit au bien-être de la collectivité. L'exemple classique est la consommation de tabac. L'intervention de l'État consiste, dans ces circonstances, à réduire cette consommation par les moyens à sa disposition : réglementation et taxation.

En regard des particularités que l'on retrouve dans le domaine de la santé, diverses réponses institutionnelles peuvent être apportées autour des volets suivants :

1. les assurances pour se prémunir à l'égard de dépenses peu prévisibles ;

2. le professionnalisme et l'instauration d'organismes en vue d'éviter les abus ;

3. l'intervention réglementaire pour tenir compte des retombées ;

4. la fixation des prix et le contrôle de la quantité des services pour contourner le déséquilibre entre l'offre et la demande.

Les moyens mis en œuvre pour résoudre ces problèmes divergent sensiblement d'un pays à l'autre, en raison notamment de considérations politiques ou culturelles. Des critères d'efficacité, d'efficience et d'équité économique interfèrent également dans ce processus.

Mentionnons le cas des assurances[11]. Au Canada, les gouvernements fédéral et provinciaux ont considéré inappropriée l'assurance privée, en regard de ces critères, et ont opté plutôt pour l'assurance publique. Quatre principaux facteurs expliquent ce choix. D'abord, les coûts administratifs de l'assurance privée sont élevés, rendant la coexistence de plusieurs entreprises difficile dans un petit marché comme le Québec et même le Canada[12]. Deuxièmement, l'information s'avère insuffisante pour que les entreprises, tout comme les consommateurs et consommatrices, puissent se prémunir contre des risques financiers. Troisièmement, la sélection des clientèles pose deux ordres de problème ; l'un pour l'équité, l'autre pour l'efficience des compagnies d'assurances. D'abord, les compagnies évitent les clientèles à haut risque soit en les excluant directement ou en exigeant des tarifs très élevés. Compte tenu que les personnes éprouvant des problèmes de santé se retrouvent concentrées dans les échelles à faible revenu, la structure de tarification se révèle alors régressive. D'autre part, les personnes à faible risque ont tendance à se retirer du contrat d'assurance lorsque les primes augmentent, provoquant de ce fait des hausses ultérieures de primes pour les autres personnes assurées. Parallèlement, certaines personnes qui prévoient utiliser des services ont tendance à s'acheter une assurance en vue de certaines dépenses (par exemple, un accouchement) et se retirent du régime sitôt que les besoins diminuent ou disparaissent. Finalement, les dépenses sont plus élevées qu'elles ne le seraient normalement car les personnes assurées ont tendance à augmenter leur consommation.

En réponse aux iniquités et aux inefficacités observées, les gouvernements canadien et québécois décident donc de mettre sur pied un régime d'assurance publique. Le programme public est ainsi créé pour étendre le fardeau économique plus équitablement. Par cette action, il vise aussi à améliorer la santé des personnes[13].

Afin d'éviter des abus possibles de la part de professionnels et professionnelles provenant du déséquilibre d'information, des corporations ont vu le jour. Elles visent à offrir à la population une certaine garantie quant à la qualité des soins. Les exigences de formation ainsi que les possibilités de plaintes et de radiations de certains membres constituent cette principale garantie. Le gouvernement a également créé des mécanismes de protection et de recours, comme l'Office des professions.

Pour profiter des retombées positives observées dans le domaine de la santé, les premières interventions gouvernementales visaient à augmenter la production de soins, telle la vaccination. Toutefois, l'intervention gouvernementale a dépassé cette seule dimension liée à la santé publique. L'accès aux services pour les personnes qui en ont besoin est reconnu en soi[14].

Quant aux retombées négatives, les gouvernements interviennent régulièrement par le biais de la taxation et de la réglementation. Par exemple, les jeunes de moins de 18 ans n'ont pas accès aux débits de boissons, la publicité sur les cigarettes est restreinte, un code de sécurité routière est promulgué et la qualité des eaux est surveillée.

Que ce soit pour l'offre, la demande ou le prix, il ne peut y avoir un équilibre du marché. Les gouvernements interviennent directement pour corriger ces déséquilibres. Cependant, dans tous les pays industrialisés, on reconnaît toujours certaines interventions privées. Au Québec, par exemple, seules certaines clientèles bénéficient de médicaments gratuits, alors qu'en Grande-Bretagne le régime d'assurance-médicaments est universel. On laisse aussi les entreprises privées développer les technologies diagnostiques.

L'intervention étatique dépasse toutefois la seule dimension économique. On fait intervenir des critères de justice sociale. Comme nous l'avons précisé précédemment, des considérations d'ordre politique ou culturel ont interféré dans le choix des interventions gouvernementales. D'autre part, quoique des mesures soient mises en œuvre pour corriger les inefficacités et les iniquités, elles ne parviennent pas toujours à les abolir.

Dans le domaine social

Les économistes se sont davantage intéressés à la dimension santé qu'à la dimension sociale. Le développement plus récent du marché comme les services de garde, l'hébergement aux personnes âgées ainsi que l'intervention tardive de l'État dans ce domaine expliquent, en partie, cette situation.

Le rôle joué par la famille et les groupes communautaires ou religieux a davantage coloré les services d'adaptation sociale que les services de santé au cours des dernières décennies. L'État s'est surtout « substitué » aux solidarités sociales et au travail domestique, alors que dans le domaine de la santé, le marché privé tenait déjà une place prépondérante lorsque les gouvernements sont intervenus de façon plus substantielle.

L'intervention de l'État dans le domaine social a, par contre, « modelé nos représentations du social au point que nous avons porté une attention presque exclusive aux formes instituées de prise en charge des problèmes sociaux, négligeant de tenir compte de la dynamique sociale de la vie quotidienne et des solidarités »[15]. Des mouvements provenant des groupes communautaires et des groupes de femmes ont émergé pour faire reconnaître leur rôle « complémentaire » évacué par l'intervention gouvernementale.

Mais, tout comme dans le domaine de la santé, il existe des justifications économiques à l'intervention de l'État. Faisons un parallèle avec les lacunes du secteur privé pour l'organisation des services de santé que nous avons soulevées dans les pages précédentes.

D'abord, il y aurait, pour au moins une part des services d'adaptation sociale, un déséquilibre d'information entre la clientèle et le personnel professionnel. Ce déséquilibre joue au désavantage des consommateurs et consommatrices car ils peuvent difficilement contrôler la qualité du produit, les rendant ainsi plus vulnérables aux intérêts lucratifs poursuivis par toute entreprise privée. Cette situation peut, par ailleurs, se révéler fort sérieuse lorsqu'il s'agit de personnes éprouvant des difficultés à juger de la pertinence d'une intervention. Cependant, comme le précise Krashinsky[16], cet argument est très paternaliste.

Ce déséquilibre d'information amène les professionnels et professionnelles à décider pour la clientèle du type de service à utiliser. Tout comme pour le secteur de la santé, on parle ici de demande dérivée. Or, pour que l'allocation des ressources soit laissée à la libre concurrence, il est nécessaire que la demande pour ces services soit déterminée par les bénéficiaires et non par une expertise extérieure[17]. Les déséquilibres d'information sont toutefois moins courants dans le domaine de l'adaptation sociale.

Toujours dans ce domaine, l'incertitude est aussi moins fréquente. Plusieurs services sont assez faciles à prévoir : pensons au soutien aux personnes âgées, aux services de garde, à l'aide aux personnes handicapées. Par contre, d'autres le sont un peu moins : les problèmes dus aux carences affectives chez l'enfant, la violence conjugale, la perte ou la diminution de l'autonomie fonctionnelle.

Certaines interventions peuvent aider non seulement la personne visée mais également des tierces personnes[18]. La société a donc intérêt à développer de tels services afin d'augmenter le bien-être collectif. Prenons l'exemple des enfants battus. On sait que les problèmes engendrés par la violence envers les enfants affectent non seulement ces derniers, mais aussi la collectivité. Une intervention publique afin de diminuer la prévalence de la violence procure ainsi des avantages à la collectivité.

Dans le domaine social comme dans celui de la santé, les gouvernements sont intervenus régulièrement. Mais contrairement au domaine de la santé, les critères de justice sociale sont les plus importants pour expliquer l'intervention de l'État dans le domaine social. Les moyens mis en œuvre pour combler les lacunes divergent également d'un pays à l'autre et même d'une province à l'autre. Des considérations culturelles, politiques et économiques expliquent ces différences. Mais rares sont les gouvernements qui peuvent s'exclure de toute intervention ; la population exige des mesures, ne serait-ce que pour assurer la paix publique et sa sécurité physique.

1.2
LES INTERVENTIONS GOUVERNEMENTALES À L'ÉGARD DU FINANCEMENT DES SERVICES DE SANTÉ ET DES SERVICES D'ADAPTATION SOCIALE

Dans les domaines de la santé et de l'adaptation sociale, l'intervention gouvernementale, comme nous l'avons vu dans la section précédente, a été rendue nécessaire parce que le marché ne pouvait fournir les services de façon efficiente et équitable. Aussi, la prise en charge étatique s'est faite dans un contexte où se manifestaient une modification des solidarités traditionnelles et un essouflement de la charité privée.

Avant 1850, le soin des malades et des indigents demeure une responsabilité individuelle et familiale, ou à défaut, relève de la charité. L'État ne s'occupe « que des cas d'exception (la famine, les épidémies...), de l'hygiène publique ou de ceux qui menacent l'ordre public (vagabonds, alcooliques). Il laisse le soin aux communautés religieuses de s'occuper des besoins des pauvres et des malades. Au début du XIXᵉ siècle, il commence d'ailleurs à leur octroyer des subventions pour certaines catégories de nécessiteux : les orphelins, les fous et les infirmes »[19].

L'État agit également indirectement par des subsides octroyés aux nouvelles structures municipales qui s'occupent de l'hygiène publique. Cette aide atteint son apogée entre les années 1840 et 1885. Mais devant l'inefficacité des bureaux de santé locaux, le gouvernement fédéral intervient en 1885 en mettant sur pied un bureau central de santé. « Quelques mois plus tard, l'autorité provinciale emboîte le pas lors de l'épidémie de variole et forme un bureau provincial d'hygiène permanent. La législature de la province adopte en 1886 sa première Loi d'hygiène publique.(...) C'est le début du mouvement hygiéniste. »[20]

Le rôle des femmes dans le développement et le maintien de services est très déterminant durant la période qui précède les interventions plus significatives des gouvernements à l'égard du financement. « Dès la première moitié du XIXᵉ siècle, des femmes d'origine bourgeoise fondent des œuvres de charité et les financent à l'aide de cueillettes ponctuelles. Mais ce sont toujours les religieuses qui dominaient dans ce champ : M. Dumont dénombre la fondation de 21 nouvelles communautés religieuses entre 1850 et 1902 : il y a 650 religieuses en 1850 et 6 628 en 1901. »[21] En 1941, les effectifs des communautés religieuses augmentent à 25 488.

Mais devant l'endettement des institutions d'assistance, le gouvernement québécois vote, en 1921, la Loi de l'assistance publique. Celle-ci assure les frais d'hospitalisation des indigents et établit un mode de financement tripartite, des municipalités, du gouvernement provincial et des institutions. Chacune des parties doit assumer un tiers des dépenses. L'année suivante, l'intervention gouvernementale devient plus tangible avec la création d'un service provincial d'hygiène et avec la mise sur pied progressive d'unités sanitaires qui créent un réseau de santé parallèle aux bureaux municipaux ou aux hôpitaux.

Dans les années 1930, on observe une modification considérable dans les orientations gouvernementales en raison de la crise économique qui affecte une large fraction de la population. En effet, « on accepte désormais que l'indigence ne soit plus imputée uniquement à des facteurs personnels mais à des facteurs économiques et urbains, et que sa solution relevait des pouvoirs publics »[22]. La notion d'assistance sera désormais liée à celle du travail. Durant cette période, le gouvernement doit concilier avec le clergé et les communautés religieuses opposés à l'intervention étatique. C'est aussi à cette époque que les liens entre les divers ordres de gouvernement se créent. À la fin de la Deuxième Guerre mondiale, on assiste à une concurrence des juridictions entre les gouvernements provinciaux et fédéral.

C'est seulement à la suite du programme national et universel d'assurance-hospitalisation, mis sur pied par le gouvernement fédéral en 1958, que le Québec intervient massivement dans le domaine du financement. En 1961, le programme d'assurance-hospitalisation voit le jour au Québec. La forte majorité des frais hospitaliers sont dorénavant assumés par l'État. Nous devons cependant attendre jusqu'en 1966 pour que les services ambulatoires en milieu hospitalier soient couverts. Au cours de cette même année, le Québec décide d'assurer la gratuité des services médicaux ambulatoires à l'extérieur des milieux hospitaliers pour les bénéficiaires d'aide sociale.

En 1966, le gouvernement fédéral adopte le régime d'assistance publique du Canada (RAPC). Cette loi prévoit une contribution fédérale de 50 % sur les dépenses engagées par le gouvernement du Québec, ou par un organisme reconnu par celui-ci, pour les services de bien-être social. Seules les dépenses effectuées pour les personnes dans le besoin ou susceptibles de l'être, sont partagées par le gouvernement fédéral.

La réforme de 1970, en plus de modifier en profondeur le système, permet un accès universel et gratuit aux services de santé et d'adaptation sociale. L'article 4 de la Loi sur les services de santé et les services sociaux (chap. S-5) stipule en effet que « toute personne a droit de recevoir des services de santé et des services sociaux adéquats sur les plans à la fois scientifique, humain et social, avec continuité et de façon personnalisée, compte tenu de l'organisation et des ressources des établissements qui dispensent ces services ».

De 1970 à 1977, le programme d'assurance-médicaments s'élargit. D'abord la gratuité des médicaments reconnus est assurée aux bénéficiaires d'aide sociale, ensuite aux personnes âgées à faible revenu et finalement à l'ensemble des personnes âgées. Près de 20 % de la population est actuellement admissible à ce programme. Quant au programme de soins dentaires, il a été instauré en 1974 et bonifié à plusieurs reprises jusqu'en 1980. Les services diagnostiques, préventifs et curatifs sont alors couverts pour les enfants de 0 à 15 ans et pour les bénéficiaires d'aide sociale. Par contre, depuis 1982, on applique des restrictions à ce programme.

Dans les années qui suivent, les accords financiers entre les provinces et le gouvernement fédéral sont passablement modifiés. En 1977, le gouvernement fédéral adopte la Loi sur le financement des programmes établis. On abandonne alors la formule de partage égal des dépenses en matière de santé pour un transfert de points d'impôt et un transfert financier ; ces transferts sont fonction de la croissance économique. Le gouvernement fédéral modifie de nouveau cette entente en 1982, en 1986 puis en 1989. Les transferts du gouvernement fédéral au gouvernement du Québec sont alors moindres que la croissance économique. Finalement, en 1984, le gouvernement fédéral adopte la Loi canadienne sur la santé (C-3). Cette loi prévoit dorénavant des pénalités financières pour les provinces qui permettront la surfacturation ou exigeront des frais modérateurs.

À partir des années 1970, et plus particulièrement à la fin de cette décennie, les services d'adaptation sociale se développent plus rapidement. Au Québec, on assiste à la montée des services de garde d'enfants, des services aux personnes handicapées, des services de maintien à domicile et des mesures pour la protection de la jeunesse. Des législations concernant la santé et la sécurité au travail, la famille et l'aide sociale sont également adoptées.

1.3
LE CONSENSUS POLITIQUE ET SOCIAL ACTUEL

Les motifs justifiant l'intervention de l'État sont, rappelons-le, de diverses natures : l'incertitude, le déséquilibre d'information et les retombées économiques et sociales. Les difficultés économiques, tout particulièrement durant la crise, ont parallèlement donné à l'État un rôle considérable dans l'économie.

Pour plusieurs, les imperfections économiques soulevées précédemment justifieraient à elles seules les interventions gouvernementales. Cependant, si cette analyse apparaît convaincante, elle nous semble insuffisante pour expliquer l'évolution de l'intervention gouvernementale. Comme l'explique Bertrand Jacquillat : « Le tracé de la frontière entre sphère publique et sphère privée n'est donc ni forcément logique ni rigide ; il dépend de la conception même que les individus ont du rôle de l'État, du pouvoir qu'ils lui reconnaissent et de la "théorie économique" à laquelle ils adhèrent. »[23]

À preuve, les États-Unis, pays voisin dont la structure économique s'apparente à la nôtre, ont choisi de laisser plus de place au secteur privé. En 1982, la part des dépenses publiques dans les dépenses totales de santé est de 42,2 % alors que cette part s'élève à 76,1 % au Canada, à 80,6 % au Québec et à 76,9 % en moyenne dans les pays de l'Organisation de coopération et de développement économique (OCDE). En Suède, cette part s'élève à 91,8 % et en Norvège, à 97,2 %[24]. Alors que l'ensemble de la population québécoise et canadienne est couverte par un régime de base public, on évalue qu'aux États-Unis 25 % de la population est mal ou non assurée[25]. Près de 37 millions d'Américains ne bénéficient d'aucune police d'assurance privée, les primes étant trop élevées[26].

Il faut donc reconnaître que le Québec et le Canada ont davantage admis l'échec du secteur privé. Mais cette reconnaissance ne s'est pas réalisée sans pression. Comme le précisent Bellemare, Dussault et Poulin-Simon, « ... les décisions collectives en matière de dépenses publiques sont moins le résultat des préférences d'un gouvernement "soudainement éclairé" que l'aboutissement naturel d'efforts de groupes d'intérêt ou des collectivités locales qui cherchaient à satisfaire leurs besoins avec des moyens très souvent insuffisants »[27]. D'ailleurs, le besoin de sécurité économique dans le domaine des services de santé et d'adaptation sociale expliquerait, selon ces mêmes auteures, une bonne part de l'accroissement important des dépenses publiques lors des récentes décennies.

Quoique, au Québec et au Canada, on ait choisi d'investir collectivement dans le secteur de la santé, et de façon moins importante dans le secteur des services d'adaptation sociale, le secteur privé garde toujours ses lettres de noblesse. Notre culte de la liberté individuelle n'y serait pas étranger.

> « Le système de soins au Québec est profondément enraciné dans ses valeurs culturelles. Il est organisé de façon à respecter le principe de base de l'idéologie de notre société que l'on peut appeler le respect des libertés individuelles. Cela se manifeste par le fait que les libertés individuelles ne peuvent être aliénées, que le principe de la libre entreprise et le rôle du profit restent très puissants et que la production de biens et

de services demeure une préoccupation essentielle. Mais pour tempérer et pour compenser les imperfections d'un libéralisme trop pur, par souci d'équité, et pour opérationnaliser le principe du droit à la santé, on a organisé au Québec un régime d'assurance-maladie dont les modalités représentent un équilibre entre les principes d'équité et le souci de respecter les libertés. »[28]

Cet équilibre entre le respect des libertés et le souci d'équité n'est cependant pas figé. Il évolue selon les divers courants idéologiques, les rapports de force entre les groupes d'intérêt et selon les difficultés qu'engendre la recherche d'un tel équilibre dans le domaine de la santé et des services d'adaptation sociale. Actuellement, l'ampleur des difficultés semble conduire à une remise en question du rôle de l'État. C'est dans ce contexte qu'est apparu le discours sur la privatisation des services.

La privatisation se définit comme un transfert de l'État à l'égard du financement, de la propriété, de la réglementation ou de la production de biens et services vers le secteur privé. Il s'agit donc d'un processus par lequel l'État se désengage de certaines responsabilités. Le discours sur la privatisation se fait d'ailleurs, depuis le début des années 1980, de plus en plus virulent.

« De plus, les récents débats de principe au Canada au sujet de l'universalité par opposition à la sélectivité, de même que certains indicateurs sociaux déconcertants (par exemple, l'importance de la pauvreté, les inégalités de revenu, le chômage et les différences de morbidité et de mortalité) semblent indiquer que le consensus de la société sur la manière de régler ces problèmes disparaît au moment où le système économique est susceptible de répartir de façon plus inégale les revenus, les richesses et les possibilités. »[29]

Ce débat sur la privatisation s'inscrit, pour la santé et l'adaptation sociale, sur une toile de fond particulière. D'abord, la part du secteur de la santé et, dans une moindre mesure, des services d'adaptation sociale, dans l'ensemble des dépenses gouvernementales, soit 30 %, explique en bonne partie pourquoi la privatisation suscite beaucoup de débats et d'intérêt. Les « contraintes » financières des divers ordres de gouvernement, les coûts croissants des services de santé et la plus grande visibilité des pathologies sociales, alimentent encore davantage ces débats. Pour plusieurs, la privatisation apparaît comme la solution miracle à ces difficultés. Or, les discussions entourant la privatisation du système font souvent abstraction du fait que les obligations sont les mêmes, qu'elles soient confiées au secteur privé ou au secteur public, qu'elles se révèlent difficiles à remplir dans un cas comme dans l'autre[30].

Lorsqu'on examine le partage des dépenses entre les secteurs public et privé, à la lumière du débat sur la privatisation, une autre question nous vient à l'esprit. Que les dépenses soient faites par le secteur privé plutôt que par le secteur public, rien n'assure que les dépenses totales soient moindres. Les données américaines nous amènent à penser le contraire.

La privatisation signifie que les personnes éprouvant des problèmes de santé ou d'adaptation sociale assument une plus grande part des dépenses. Autrement dit, la privatisation découle uniquement d'arguments liés à l'efficacité et non pas à l'équité. Et comme le font remarquer deux chercheurs qui ont examiné l'évolution du rôle de l'État dans les pays de l'OCDE : « Si l'arbitrage entre l'équité et l'efficacité reste au centre du débat sur le rôle du secteur public, il est clair que l'on s'inquiète davantage de ses répercussions négatives sur le second point, alors qu'antérieurement on songeait surtout au premier. »[31] Comme le souligne Contandriopoulos :

> « Le droit au profit dans le secteur sociosanitaire devient un enjeu de plus en plus clair. En effet, pour l'entreprise privée, le domaine de la santé est une véritable mine d'or : croissance régulière et continue de plus de 10 % par année, marché large touchant l'ensemble de la population, secteur sans risque ni crise où les investissements sont garantis par les gouvernements, profits élevés liés au caractère prioritaire de la santé, crédibilité humanitaire donnée aux investisseurs »[32].

Le débat sur la privatisation nous apparaît être un débat essentiellement politique. Comme le précisait le Conseil canadien de développement social, « le mot "privatisation" appartient lui-même au vocabulaire politique »[33]. Ainsi, quoique l'on puisse justifier sur une base économique les interventions de l'État, ce sont en réalité les pressions sociales et politiques qui déterminent jusqu'où les gouvernements doivent intervenir et comment ils doivent le faire.

CONCLUSION

À la lumière de l'analyse économique traditionnelle, nous avons montré que la santé et l'adaptation sociale relèvent du domaine des biens quasi-publics, c'est-à-dire que leur production ne peut être laissée au seul secteur privé. En effet, les règles qui régissent ce marché de biens et de services comportent des imperfections qui rendent inefficace l'allocation de ressources dans le domaine de la santé. L'intervention de l'État vise donc à remédier à ces imperfections. Les principales sont : l'incertitude par rapport à la santé, le déséquilibre d'information entre la population et les professionnels et professionnelles de la santé et, finalement, les retombées.

Nous avons vu que l'analyse économique traditionnelle ne peut à elle seule expliquer les types d'intervention de l'État. Des considérations politiques, culturelles et sociales interfèrent dans le processus de décision des gouvernements. De plus, l'analyse économique ne peut se limiter à l'aspect du « marché ». Le rôle de la production domestique ainsi que du bénévolat dans le domaine de la santé et de l'adaptation sociale viennent ébranler l'analyse traditionnelle.

Avant les années 1960, l'intervention gouvernementale est marginale. Les gouvernements se contentent de subventionner diverses institutions et d'assurer la paix sociale. Par contre, dans le domaine de la santé publique, les gouvernements ont rapidement assuré le leadership. L'échec du marché, la modification des solidarités traditionnelles, la laïcisation de la profession et les pressions de la population ont forcé l'État à intervenir plus substantiellement.

Le gouvernement fédéral a été un précurseur dans ce domaine ; les provinces se sont généralement ajustées à ses interventions. Les récriminations de la part des provinces, surtout du Québec, deviennent cependant très importantes avec les années. Avec la Deuxième Guerre mondiale, le gouvernement fédéral a bénéficié de champs de taxation jusque-là provinciaux. Il a donc, après cette guerre, des pouvoirs financiers plus considérables que les provinces. Il les utilise, au dire des provinces, au détriment de leurs juridictions. Avec les années 1970, le Québec devient davantage le maître d'œuvre dans le développement des services de santé. Mais c'est surtout dans le domaine de l'adaptation sociale que son leadership s'est fait sentir.

La frontière entre les responsabilités privées et les responsabilités publiques ne se détermine pas une fois pour toutes. Elle dépend du niveau de consensus social et politique, de l'état du développement économique d'une région ou d'un pays et des difficultés économiques qu'éprouve un secteur d'activité. Actuellement, il souffle sur le Québec une certaine remise en question à l'égard du niveau et du type d'intervention de l'État. Toutefois, il apparaît clair que les Québécois et les Québécoises veulent conserver un régime public universel de santé et d'adaptation sociale.

Notes

1. Côté, R. Septembre 1989, 41 p.
2. Données tirées de : Fugère, D. et R. Côté. Mars 1988, 190 p.
3. Les données proviennent de l'enquête de Statistique Canada effectuée en 1987 : *Donner sans compter : les bénévoles au Canada*, cat. 71-535, n° 4, août 1989. Nous avons évalué le nombre d'heures de travail des bénévoles du secteur de la santé et des services sociaux à partir du nombre moyen d'heures effectuées par l'ensemble des bénévoles. La répartition du nombre de bénévoles selon le type d'activité est donnée dans la publication.
4. Donnée tirée de : Québec, Ministère de la Santé et des Services sociaux. *Les ressources communautaires. Problématiques et enjeux*, 15 décembre 1987, 167 p.
5. L'expression de libre marché désigne la production de biens et de services réalisée uniquement par le secteur privé (les particuliers et les entreprises). Le gouvernement n'y est pas associé. Aucune contrainte, autre que celle généralement liée à la concurrence, n'existe à l'égard de la production de ces biens et services.
6. Stoddard , G.L. et J.R. Seldom. 1984, p. 121 à 150.
7. Evans, R.G. 1984.
8. *Ibid.*, p. 81.
9. McCready, D.J. et S.L. Rahn. 1983, p. 9.
10. Dans le langage des économistes, les retombées ou « externalités » positives signifient qu'il y a sous-production de services lorsque le système de santé est laissé au libre marché, ou autrement dit, lorsque le bénéfice social est plus élevé que le seul bénéfice individuel.
11. Evans, R.G. *Op. cit.*, chapitre 11 et Bellemare, D. Juillet 1981.
12. Dans un récent article de la revue *New England Journal of Medicine*, on souligne que les frais administratifs des assurances privées aux États-Unis s'élèvent à 10 % des dépenses de santé. Au Canada, où l'on retrouve l'assurance publique, les frais s'élèvent à seulement 2,5 % des dépenses. Cité dans Rachlis, M. et C. Kushner. 1989, p. 39.
13. Evans, R.G. *Op. cit.*, 1984, p. 58.
14. *Ibid.*
15. Lamoureux, J. et F. Lesemann. 1987, p. 2-3.
16. Krashinsky, M. 1981, 162 p.
17. McCready, D.J. *et al. Op. cit.*, 1983.
18. *Loc. cit.*
19. Therrien, R. 1987, p. 15.
20. Anctil, H. et M.A. Bluteau. 1986, p. 35.
21. Therrien, R. 1987, p. 21.
22. Anctil, H. et M.A. Bluteau. 1986, p. 70.
23. Jacquillat, B. 1985, p. 67.
24. Organisation de coopération et de développement économique. *La santé en chiffres*, 1988, tableaux A-1 et A-2.
25. Brunelle, Y., D. Ouellet et S. Montreuil. 1988b, p. 11.
26. *La Presse*, le mardi 31 janvier 1989, C-12.
27. Bellemare, D., G. Dussault et L. Poulin-Simon. 1987, p. 23.
28. Contandriopoulos, A.P. 1985, p. 469.
29. Manga, P. 1983, p. 2.
30. Stoddard, G.L. et R.J. Labelle. 1985, p. 73.
31. Saunders, P. et F. Klau. 1985, p. 20.
32. Cité par M. Moisan dans « Le système sociosanitaire sous le scalpel de l'État », *Interventions économiques*, Montréal, automne 1987, n° 18, p. 123.
33. Conseil canadien de développement social. 1984, p. 69.

CHAPITRE 2

Le partage actuel du financement

Après avoir examiné les justifications de l'intervention des gouvernements dans le domaine du financement, nous verrons dans ce chapitre leur part effective dans le financement des services de santé et d'adaptation sociale. De même, une analyse de la participation des particuliers et des employeurs sera réalisée.

En premier lieu, il sera question de la contribution gouvernementale dans le secteur de la santé. L'allocation des dépenses entre les différentes missions sera également examinée. Cette analyse nous permettra de voir l'importance accordée à la santé et à l'adaptation sociale par rapport à l'ensemble des dépenses gouvernementales.

Le partage du financement entre le gouvernement fédéral et les provinces fera l'objet de la deuxième partie. Nous en profiterons pour débattre des différentes interprétations à l'égard des champs de juridiction provinciale et fédérale définis dans la Constitution canadienne. De plus, nous présenterons les modifications législatives en matière de financement ainsi que leur impact sur le partage fédéral-provincial.

Finalement, les dépenses privées effectuées par les ménages et les employeurs dans le domaine des services de santé et, dans la mesure du possible, en matière d'adaptation sociale, seront analysées.

Les données existantes ne sont cependant pas exemptes de biais. Par exemple, les données sur les dépenses privées en matière de santé font souvent fi des dépenses en « médecine douce » ou du temps gratuit assumé pour dispenser des services de santé ou d'adaptation sociale. De plus, les méthodes d'enquête ou les compilations étant modifiées au fil des ans, celles-ci rendent les analyses historiques plus douteuses. Les méthodes divergent d'une province, d'un pays ou même d'un organisme à l'autre. Pour toutes ces raisons, il importe de ne pas donner une trop grande importance à des données spécifiques. Cependant, puisque seules les grandes tendances à l'égard du partage entre le secteur privé et les gouvernements ainsi qu'entre les divers ordres de gouvernement nous intéressent, l'analyse des données s'avère suffisamment fiable.

2.1
LA PART DES DÉPENSES GOUVERNEMENTALES
EN MATIÈRE DE SANTÉ ET D'ADAPTATION SOCIALE

Comparaison internationale

En 1960, au Canada, la part des dépenses publiques dans les dépenses totales de santé se situe bien au-dessous de la moyenne des pays de l'OCDE (tableau 1). Alors que pour l'ensemble des pays la part des dépenses publiques s'élève à 61,5 %, elle n'est que de 43,1 % pour le Canada et de 25 % pour le Québec. En 1982, le Canada rejoint la moyenne des pays de l'OCDE ; cette moyenne se révèle, par ailleurs, en hausse de 15,4 points de pourcentage relativement à l'année 1960. L'intervention gouvernementale en matière de financement croît davantage au Canada entre les années 1960 et 1982. Cette hausse est encore plus marquée au Québec puisque la part des dépenses publiques a plus que triplé entre 1960 et 1982 ; de 25 %, elle est passée à 80,6 %.

TABLEAU 1
La part des dépenses publiques dans les dépenses
totales de santé pour différents pays de l'OCDE
1960 et 1982

	1960 %	1982 %
Allemagne	66,1	80,6
Autriche	65,3	63,1
Belgique	61,6	85,8
Canada	**43,1**	**76,1**
Danemark	88,7	86,4
Espagne	—	72,4
États-Unis	24,7	42,2
Finlande	54,9	79,7
France	57,8	71,2
Grèce	57,9	84,4
Italie	83,1	84,6
Japon	60,4	71,9
Norvège	77,8	86,7
Pays-Bas	33,3	79,6
Portugal	—	71,1
Québec	**25,0**	**80,6**
Royaume-Uni	85,3	88,4
Suède	72,4	91,7
Total*	61,5	76,9

* Moyenne excluant le Québec.

Sources : 1) OCDE. *La santé en chiffres*, 1960-1983, Paris, 1985.
2) SANTÉ ET BIEN-ÊTRE SOCIAL CANADA. *Les dépenses nationales de santé au Canada*, 1960-1975; 1970-1980; 1975-1985.

Les États-Unis se démarquent des autres pays de l'OCDE. Il s'agit du seul pays dont la part des dépenses publiques se situe, en 1960 et en 1982, au-dessous de 50 %. Pour notre voisin du Sud, le secteur privé continue de jouer un rôle de premier plan dans le financement des services de santé.

TABLEAU 2
Taux de croissance annuel des dépenses gouvernementales en matière de santé dans les sept grands pays de l'OCDE

	1960-1975 %			
	Dépenses réelles	Facteurs démographiques	Couverture	Prestations réelles moyennes
	(1)	(2)	(3)	(4)
Canada	13,0	1,6	2,6	8,4
France	10,9	1,0	1,0	8,7
Allemagne	6,6	1,0	0,5	5,0
Italie	6,7	0,6	0,9	5,1
Japon	12,2	1,2	0,3	10,5
Royaume-Uni	3,4	0,4	0,0	3,0
États-Unis	10,3	1,2	4,1	4,7
Moyenne	9,0	1,0	1,3	6,5
	1975-1981 %			
Canada	3,0	1,2	0,0	1,8
France	6,3	0,4	0,3	5,6
Allemagne	2,1	0,6	0,9	5,1
Italie	0,1	0,4	0,2	−0,5
Japon	6,6	0,9	0,0	5,6
Royaume-Uni	2,0	0,0	0,0	2,0
États-Unis	3,8	1,0	0,0	2,8
Moyenne	3,4	0,5	0,1	2,8

(1) Dépenses dégonflées par l'inflation
(2) Hausse de la population
(3) Augmentation des services assurés
(4) Augmentation dans l'intensité des services par personne : colonne (1) - colonne (2) - colonne (3)
Source : OCDE. *Dépenses sociales 1960-1980*, Problèmes de croissance et de maîtrise, 1985, tableau 6.

Il est intéressant d'examiner l'évolution des dépenses réelles selon qu'il s'agit d'une augmentation reliée aux seuls facteurs démographiques, à la couverture ou encore aux prestations de services par personne. Pour les deux périodes concernées, soit de 1960 à 1975 et de 1975 à 1981 (tableau 2), le Canada se démarque des six autres pays de l'OCDE. Les facteurs démographiques comme facteurs de croissance des dépenses se révèlent bien supérieurs : 1,6 % de croissance moyenne pour la période de 1960 à 1975 et 1,2 % pour celle de 1975 à 1981 alors que la moyenne, pour les sept grands pays de l'OCDE, se situe respectivement à 1 % et 0,5 %.

De plus, au cours de la période 1960-1975, la croissance de la couverture des services de base et des prestations par personne est de beaucoup supérieure à la moyenne alors que, au cours de la période 1975-1981, la croissance des prestations réelles par personne est bien inférieure. Au cours de la période de 1977-1978 à 1985-1986, les dépenses réelles en matière de santé et d'adaptation sociale réalisées par le gouvernement du Québec se sont accrues en moyenne de 1,3 % par année ; les facteurs démographiques expliquent la moitié de cette croissance[1].

Comparaison interprovinciale

Parmi les dix provinces canadiennes, le Québec est l'une des seules provinces où les dépenses privées en matière de santé se sont accrues plus rapidement que les dépenses publiques entre les années 1977 et 1985. En 1977, alors que le Québec se situe au premier rang avec un financement public de 83,1 %, en 1985, il se situe au quatrième rang avec une part de financement public de 79,3 %. Malgré cette réduction de la part du financement public, le secteur public québécois demeure néanmoins relativement plus important que dans la plupart des provinces canadiennes.

TABLEAU 3
La part des dépenses publiques dans les dépenses totales
au Canada et dans les provinces canadiennes
1977-1985

	1977 %	1979 %	1981 %	1983 %	1985 %
Terre-Neuve	79,7	77,5	78,1	79,2	79,6
Î.-P.-É.	80,5	71,2	70,0	79,1	77,1
N.-Écosse	77,3	75,8	77,5	78,0	75,2
N.-Brunswick	80,6	76,4	75,9	76,0	75,8
Québec	83,1	81,9	80,1	80,3	79,3
Ontario	74,6	70,5	71,8	71,0	70,8
Manitoba	78,9	76,9	76,6	78,9	78,0
Saskatchewan	74,3	75,3	78,7	80,8	80,8
Alberta	78,3	83,6	79,1	82,7	84,6
C.-B.	70,4	73,0	74,5	74,5	74,9
Canada	77,3	76,0	76,0	76,3	76,1

Source : FUGÈRE, D. et R. CÔTÉ. *Comparaison interprovinciale de l'évolution des dépenses de santé et de quelques indicateurs socio-économiques avec analyse particulière pour le Québec et l'Ontario*, 1977-1985, MSSS, direction de la planification et de l'évaluation, mars 1988.

La part du secteur public diffère selon qu'il s'agit de dépenses pour les soins en établissement, les services professionnels ou les médicaments et appareils (prothèses, orthèses, etc.). Les soins en établissement viennent au premier rang pour l'importance du secteur public, les services professionnels viennent en deuxième et, au dernier rang, on retrouve les médicaments et appareils[2]. On observe ce même scénario au Québec et en Ontario. Une tendance générale à l'égard du partage des dépenses entre les secteurs public et privé se dégage de ces données. Que ce soit au Québec, en Ontario ou pour la moyenne des provinces canadiennes, la part du secteur public est en décroissance, et ce sans égard à la catégorie de dépenses.

Pour la période 1977 à 1985, les dépenses par personne pour les soins en établissement et les services connexes[3] ont crû à un rythme plus élevé au Québec qu'en Ontario et au Canada. Cette plus forte hausse au Québec s'explique par la croissance très élevée des dépenses pour les établissements de soins de longue durée, d'hébergement et de réadaptation.

Entre 1977 et 1985, les dépenses par personne pour les services professionnels[4] se sont accrues de façon plus importante en Ontario et dans l'ensemble du Canada qu'au Québec. La croissance plus lente du coût des services médicaux, particulièrement à partir des années 1981, ainsi que les compressions budgétaires réalisées dans le programme de soins dentaires pour les enfants en 1982-1983, expliquent une bonne part de la croissance relativement plus faible des dépenses publiques au Québec[5].

Quant à la catégorie des médicaments et appareils, on observe de fortes croissances des dépenses publiques, et ce tant au Québec, en Ontario qu'au Canada. De 1977 à 1985, les dépenses publiques par personne ont augmenté de 313 % au Québec et de 344 % en Ontario. Cette forte croissance provient en bonne partie de l'augmentation du coût du programme de médicaments pour les personnes âgées et, dans une moindre mesure, de l'augmentation des dépenses pour les bénéficiaires de l'aide sociale[6].

Pour l'ensemble des services d'adaptation sociale, il s'avère impossible de comparer la part des dépenses publiques puisque les dépenses monétaires privées ne sont nullement évaluées. Les données sur les dépenses publiques de Statistique Canada ne nous facilitent pas plus la tâche puisque celles-ci incluent, en plus des services d'adaptation sociale proprement dits, les programmes de sécurité de revenu, soit l'aide sociale et les allocations familiales.

L'allocation des ressources gouvernementales entre les divers besoins[7]

Les dépenses du gouvernement du Québec se chiffrent à plus de 32 milliards de dollars pour l'année budgétaire 1987-1988. Le graphique 1 nous donne l'évolution des dépenses gouvernementales sur une période de 10 ans. Pour l'ensemble de cette période, les dépenses gouvernementales ont augmenté à un rythme plus élevé que le produit intérieur brut (PIB). Il en est également ainsi pour les dépenses reliées à la mission sociale : santé et adaptation sociale, sécurité du revenu, habitation. Par ailleurs, à l'exception des années 1980-1981 et 1987-1988, les dépenses pour la mission sociale se sont accrues plus rapidement que les dépenses totales effectuées par le gouvernement du Québec.

GRAPHIQUE 1
Évolution des dépenses gouvernementales
Québec, 1979-1980 à 1988-1989

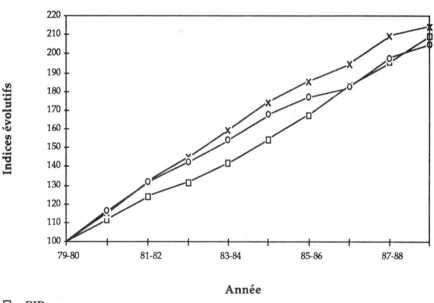

Année

☐   PIB
✕   Mission sociale
○   Dépenses totales

---

    *   Sécurité du revenu, santé et adaptation sociale, habitation.

Source :   CONSEIL DES AFFAIRES SOCIALES. Données tirées de *Statistiques évolutives des dépenses gouvernementales pour la mission sociale 1979-1980 à 1988-1989*, MSSS, direction générale de la planification, septembre 1989.

Un peu plus de 30 % des dépenses gouvernementales sont allouées à la santé et à l'adaptation sociale. Ce pourcentage a peu varié au cours des dix années précédentes. Quant à la part des dépenses en matière de santé et d'adaptation sociale dans le PIB, des fluctuations ont marqué cette décennie. D'abord, la part s'est accrue de près d'un demi-point de pourcentage entre les années 1979-1980 et 1982-1983, passant de 6,84 % à 7,30 % du PIB. Ce ne sont pas tant les dépenses dans le secteur de la santé et de l'adaptation sociale qui ont augmenté, mais plutôt le taux de croissance du PIB qui a chuté, en raison principalement de la récession économique. Par la suite, la part relative des dépenses en matière de santé et d'adaptation sociale dans le PIB a diminué.

Relativement à l'ensemble des dépenses pour la mission sociale, les dépenses pour la santé et l'adaptation sociale perdent de l'importance. De 77,7 % en 1979-1980, la part relative diminue à 72,4 % en 1985-1986, avant de remonter de plusieurs points de pourcentage jusqu'en 1988-1989. C'est en 1982-1983 que la baisse relative des dépenses pour la santé et l'adaptation sociale a été la plus marquante ; les compressions réalisées dans la masse salariale des employés et employées des secteurs public et parapublic et l'augmentation importante des dépenses en sécurité de revenu occasionnée par la récession économique expliquent cette baisse relative.

Les dépenses en santé et en adaptation sociale se chiffraient à 719 $ par personne en 1979-1980. Dix ans plus tard, ces dépenses sont de 1 444 $, soit une augmentation de 100,8 %. Cependant, lorsque ces dépenses sont exprimées en dollars constants de 1981, on observe une hausse de seulement 14 %. Il s'agit donc d'une hausse moyenne annuelle de 1,4 % des dépenses dans le secteur de la santé et de l'adaptation sociale, par personne. La diminution réelle des dépenses lors de la récession apparaît très clairement : de 905,13 $ en 1981-1982, les dépenses par personne sont passées l'année suivante à 870,60 $, soit une baisse de 34,80 $.

TABLEAU 4
Dépenses en matière de santé et d'adaptation sociale
Québec, 1979-1980 à 1988-1989

Année	Dépenses totales				Dépenses par personne			
	En $ courants ('000)		En $ de 1981 ('000)		En $ courants		En $ de 1981	
	$	%	$	%	$	%	$	%
1979-1980	4 565,5	100,0	5 521,0	100,0	719	100,0	869,4	100,0
1980-1981	5 221,0	114,4	5 694,0	103,1	816	113,5	889,9	102,3
1981-1982	6 025,0	132,0	5 833,0	105,7	935	130,0	905,1	104,1
1982-1983	6 406,4	140,3	5 639,0	102,2	989	137,5	870,6	100,1
1983-1984	6 846,9	150,0	5 744,0	104,0	1 051	146,2	881,7	101,4
1984-1985	7 461,4	163,4	6 056,0	109,7	1 139	158,4	924,5	106,3
1985-1986	7 877,3	172,5	6 135,0	111,1	1 196	166,4	931,5	107,1
1986-1987	8 404,2	184,1	6 272,0	113,6	1 270	176,7	947,8	109,0
1987-1988	9 131,6	200,0	6 532,0	118,3	1 374	191,1	987,1	113,5
1988-1989	9 637,8	211,1	6 615,0	119,8	1 444	200,8	991,1	114,0

*   Les crédits.
Source :   MSSS, Direction générale de la planification et de l'évaluation. *Statistiques évolutives des dépenses gouvernementales pour la mission sociale 1979-1980 à 1988-1989,* septembre 1989.

Les dépenses en matière de santé et d'adaptation sociale peuvent être subdivisées en quatre secteurs : prévention et amélioration ; recouvrement de la santé ; réadaptation sociale ; administration et services[8]. Les dépenses dans le secteur de la prévention concernent les dépenses pour les centres locaux de services communautaires (CLSC) et les subventions aux organismes communautaires. De 3,7 % en 1979-1980, les subventions aux organismes communautaires représentent 7,6 % du budget total dans le secteur de la prévention à la fin de la période. Quant aux dépenses pour le recouvrement de la santé, 70 % correspondent aux services en centres hospitaliers, les services assumés par la Régie de l'assurance-maladie du Québec accaparent le reste. Les dépenses en réadaptation sociale comprennent, pour la moitié, les activités des centres d'accueil et d'hébergement et les services en centres hospitaliers de longue durée. Les centres d'accueil et de réadaptation correspondent à près de 30 % du budget en réadaptation sociale et à environ 15 % pour les centres de services sociaux[9].

Au graphique 2, nous pouvons voir que le gouvernement alloue 69,2 % au secteur du recouvrement de la santé alors que le secteur de la prévention représente 5,2 % des dépenses en santé et en adaptation sociale. Ce choix gouvernemental a peu évolué au cours des dix dernières années. En effet, la part des dépenses pour le secteur de la prévention est passée de 4,9 % en 1979-1980 à 5,2 % dix ans plus tard. La part des dépenses pour le recouvrement de la santé a diminué au cours de cette même période ; de 70,5 %, elle est passée à 68,2 %. Pour 1982-1983, on observe une augmentation plus grande des dépenses en réadaptation sociale alors que le secteur du recouvrement connaît une baisse de son importance relative.

Les dépenses en prévention apparaissent peu importantes. Toutefois, si l'on tenait compte de l'ensemble des dépenses, tant publiques que privées, effectuées en prévention, les sommes d'argent en jeu seraient beaucoup plus élevées. Par exemple, l'assainissement des eaux, les systèmes anti-pollution, les ceintures de sécurité dans les voitures sont tous liés à la prévention.

Les dépenses gouvernementales en matière de santé et d'adaptation sociale n'incluent pas les dépenses réalisées dans ce domaine par la Régie de l'assurance automobile du Québec ni par la Commission de la santé et de la sécurité du travail. Ces organismes possédant leur propre source de financement, leurs dépenses sont financées à même leur revenu.

En ce qui concerne la Régie de l'assurance automobile, ce n'est que depuis le 19 juin 1986 qu'elle finance le coût des services de santé relatifs aux accidents de la route. Antérieurement, les dépenses en services de santé pour ces personnes étaient assumées à même les budgets de la santé et de l'adaptation sociale. Pour l'année 1987, le coût de ces services s'élève à 62 460 000 $, soit 7,4 % des dépenses totales de la RAAQ, excluant la réserve actuarielle. Ces dépenses s'ajoutent donc aux dépenses publiques de santé et d'adaptation sociale.

GRAPHIQUE 2
Santé et adaptation sociale
Par secteur, Québec (1988-1989)

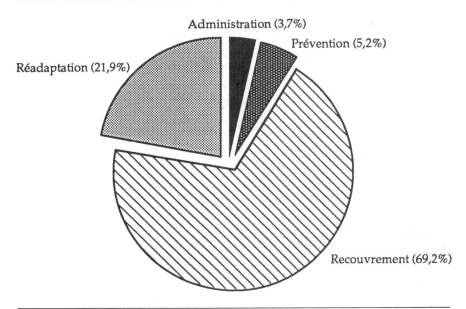

Source :   CONSEIL DES AFFAIRES SOCIALES. Données provenant de: MSSS. Direction générale de la planification et de l'évaluation, *Statistiques évolutives des dépenses gouvernementales pour la mission sociale*, 1979-1980 à 1988-1989, septembre 1989.

Comme pour les accidentés et accidentées de la route, les victimes d'un accident du travail ou d'une maladie professionnelle, qui utilisent des services de santé financés par le gouvernement du Québec, voient leurs frais remboursés par la CSST. Cette dernière assume également des frais qui ne sont actuellement pas reconnus par le régime public. Pour l'année 1987, les dépenses pour l'assistance médicale[10] et les programmes de prévention se sont élevées à 210 810 000 $.

2.2
LE PARTAGE FÉDÉRAL-PROVINCIAL
DES DÉPENSES SOCIOSANITAIRES

Le contexte constitutionnel

Des dépenses dans le secteur de la santé et de l'adaptation sociale effectuées par le gouvernement du Québec, soit environ neuf milliards et demi de dollars en 1988-1989, près de 40 % sont assurées par le gouvernement du Canada par l'entremise de transferts financiers et fiscaux à la province[11]. Toutefois, ce partage des dépenses a donné lieu, et cela demeure plus que valable aujourd'hui, à des débats sur les compétences constitutionnelles respectives en matière de santé et de politiques sociales.

Certains articles de la Loi constitutionnelle de 1867, notamment les articles 92.7, 92.13, 92.16, donnent aux provinces la compétence législative générale en matière de santé et d'adaptation sociale. À diverses reprises, ces articles ont fait l'objet d'interprétations de la part de juristes, en raison de leur contenu vague et quelque peu désuet. En effet, à l'article 92.7, il est stipulé que les provinces ont la compétence exclusive sur « l'établissement, l'entretien et l'administration des hôpitaux, des asiles, des hospices et des refuges dans les limites et pour la population de la province, sauf les hôpitaux de la marine ».

Or, cet article apparaît, à plusieurs égards, limitatif. Par ailleurs, à l'article 92.13, il est précisé que les provinces ont la juridiction exclusive sur « la propriété et les droits civils de la province » alors que l'article 92.16 élargit les compétences provinciales à « généralement, toutes les matières d'une nature purement locale ou privée dans la province ».

Aucun autre article de la Loi constitutionnelle de 1867 ne confère au gouvernement fédéral une compétence générale en matière législative. Dans ce contexte, et puisque les articles mentionnés précédemment constituent les seules références au partage des juridictions, il faut donc en conclure que la loi attribue la compétence générale aux provinces en matière de santé et d'adaptation sociale.

Outre certaines dispositions particulières, le gouvernement fédéral possède un pouvoir de dépenser qui lui permet d'intervenir indirectement dans un champ de juridiction provinciale. Le partage actuel des dépenses en matière de santé et d'adaptation sociale entre les provinces et le fédéral en fait foi. Les provinces, et particulièrement le Québec, contestent cependant l'utilisation de ce pouvoir car le gouvernement fédéral utiliserait celui-ci afin d'influer sur les orientations des systèmes provinciaux. Par exemple, en ce qui concerne les services dans le domaine de l'adaptation sociale, seules les dépenses reconnues par le gouvernement fédéral font l'objet d'un partage, réduisant ainsi la marge de manœuvre des gouvernements provinciaux. Cependant, « les gouvernements provinciaux qui s'opposent à ce procédé (le Québec surtout) n'ont jamais osé le contester judiciairement, par crainte de voir la Cour suprême approuver formellement son usage »[12].

D'autre part, le gouvernement fédéral possède des pouvoirs législatifs qui, même limités, lui permettent d'intervenir dans le domaine sociosanitaire. Ainsi, par le droit exclusif en matière criminelle (article 91.27

de la Constitution), le gouvernement fédéral est intervenu par l'intermédiaire des lois suivantes :

— Loi sur les aliments et les drogues (S.R.C. 1970, c. F-27) ;

— Loi sur les stupéfiants (S.R.C. 1970, c. N-1) ;

— Loi sur les jeunes contrevenants (S.R.C. 1980-1981-1982-1983, vol. 111, c. 110).

Il intervient également directement dans la prestation des services en vertu de compétences spécifiques envers des clientèles ou des secteurs particuliers : l'armée, les autochtones, les anciens combattants, la population immigrante et réfugiée, les résidents et les résidentes temporaires au Canada, la médecine aéronautique civile, les mesures d'urgence en cas de désastres en temps de paix ou de guerre, la protection de la santé publique (contrôle de la qualité des aliments et des médicaments, etc.). Ces responsabilités directes entraînent en 1984-1985 un versement de 825 millions de dollars pour l'ensemble des provinces. Les transferts aux provinces, incluant les transferts fiscaux, comptent pour 10,1 milliards de dollars. Ainsi, les programmes directs représentent 7,5 % des dépenses totales fédérales[13].

Au fil des années, le gouvernement fédéral est intervenu de plus en plus dans le domaine sociosanitaire. Il a, en effet, créé divers programmes par lesquels il s'attribue une responsabilité générale. Pour le gouvernement fédéral, « les gouvernements provinciaux ne sont que les dispensateurs de services de santé et les programmes provinciaux, qui ne semblent jamais constituer un système, ne sont considérés que comme des parties du système national »[14]. Les provinces, et particulièrement le Québec, n'apprécient guère cette orientation.

L'opposition du Québec à l'égard du partage de juridictions remonte aussi loin que 1920[15]. À cette époque, le premier ministre du Québec, Louis-Alexandre Taschereau, dénonce l'ingérence fédérale dans le domaine de l'assistance publique. Plus tard en 1927, le Québec exprime des doutes quant à la constitutionnalité de la Loi fédérale sur les pensions de vieillesse. Malgré cela, le Québec accepte tout de même l'offre fédérale en 1936. Le premier ministre Maurice Duplessis dénonce, quant à lui, l'ingérence fédérale dans le domaine des allocations familiales en 1945 et dans le domaine de l'assurance-maladie en 1946. D'autres ministres du gouvernement du Québec s'opposent à de telles interventions fédérales. Quant au gouvernement actuel, ses représentants refusent de discuter avec ceux du gouvernement fédéral sur des questions relevant de la gestion des services ; seul le financement fait l'objet de discussions. La déclaration de Robert Bourassa à la Conférence constitutionnelle les 14 et 15 septembre 1970 résume bien la position traditionnelle du Québec :

« Si nous réclamons la responsabilité première du Québec dans la conception des politiques en matière de santé, de services sociaux, de sécurité du revenu et de main-d'œuvre, nous reconnaissons toutefois le rôle essentiel du gouvernement fédéral en vue d'assurer un niveau de vie acceptable à tous les Canadiens. »

Les modifications législatives

Nous avons présenté, au premier chapitre, un bref historique des politiques québécoises et canadiennes dans les domaines des services de santé et d'adaptation sociale. Dans cette section, il sera question des modalités plus précises de partage des dépenses entre les provinces et le gouvernement fédéral.

• Partage des dépenses pour les services de santé

De 1966 à 1977, les contributions fédérales sont calculées sur la base des frais reliés au régime d'assurance-maladie et au régime d'assurance-hospitalisation. Le gouvernement fédéral et celui du Québec assument chacun la moitié des coûts. En vertu de cette entente, toute augmentation des dépenses provinciales entraîne une augmentation de la contribution fédérale. Le gouvernement fédéral n'a donc aucun contrôle sur l'évolution globale des dépenses provinciales. Néanmoins, il peut contrôler le type de dépenses qui sont admissibles au partage.

En 1977, le gouvernement fédéral transforme les programmes à frais partagés en subventions globales et inconditionnelles. La loi de 1977 sur les accords fiscaux et les contributions en matière d'enseignement postsecondaire et de santé (FPE) établit un lien direct entre la croissance économique et la croissance des dépenses fédérales. Par ce lien, le gouvernement fédéral peut mieux contrôler les augmentations. Parallèlement, les gouvernements provinciaux en obtenant des subventions inconditionnelles deviennent davantage maîtres d'œuvre à l'égard du développement de leurs services dans les domaines de la santé et de l'éducation. Cet accord rejoint ainsi à la fois les préoccupations du gouvernement du Québec et celles du gouvernement fédéral.

La contribution totale du gouvernement fédéral a été calculée à partir de la moyenne des contributions fédérales de 1975-1976 dans le domaine de la santé et de l'enseignement postsecondaire. La contribution comprenait deux composantes : le transfert aux provinces du champ d'imposition et les paiements de péréquation s'y rapportant (13,5 points d'impôt sur le revenu personnel et un point d'impôt sur les impôts des corporations), et un montant forfaitaire au titre des programmes à frais partagés. Chaque composante devait être équivalente à environ 25 % des dépenses réalisées par les provinces. La contribution financière est par la suite indexée à la croissance du PNB nominal[16].

Cet accord de 1977, en raison du transfert de points d'impôt, devient directement lié à l'activité économique de chaque province, alors que le facteur d'indexation pour les versements au comptant est fonction de la croissance nationale du PNB. Cette apparente neutralité, dans les transferts fédéraux, cacherait cependant un désengagement progressif du gouvernement fédéral. D'abord, « les cycles économiques ne sont pas compatibles avec la tendance plutôt stable et potentiellement croissante des besoins de santé»[17]. Ainsi, lorsque les dépenses de santé croissent à un plus grand rythme que la richesse nationale, la portion de la contribution fédérale est réduite. De plus, la contribution fédérale forfaitaire, ajustée uniquement à l'égard de l'augmentation globale de la population ne tient pas compte des modifications de la structure d'âge. Également, aucun mécanisme n'est prévu pour tenir compte du développement technologique et de son influence sur les coûts. Finalement, cette formule ne tient pas compte de l'utilisation réelle des services de santé.

La Loi sur les accords fiscaux de 1977 constitue, malgré son appellation, une loi fédérale. Cette loi peut, en effet, être modifiée unilatéralement par le Parlement fédéral sans le consentement des provinces. Les forces politiques peuvent néanmoins limiter cet arbitraire, sans toutefois l'éliminer. Les modifications ultérieures à cet accord le démontrent d'ailleurs fort bien.

Les arrangements fiscaux de 1982 constituent la première manifestation importante du pouvoir arbitraire du gouvernement fédéral. Il abandonne la compensation pour garantie de recettes, prévue auparavant pour le financement des programmes établis (FPE)[18]. Cette perte correspond à 2 % de l'impôt fédéral sur le revenu des particuliers. Cette même année, des modifications sont apportées à la formule de péréquation. Des provinces, dont le Québec, y perdent.

Le 9 avril 1984, le Parlement canadien adopte la Loi canadienne sur la santé (C-3). Celle-ci prévoit des pénalités financières pour les provinces qui permettent la surfacturation ou exigent des frais modérateurs. Cette loi constitue, pour le gouvernement du Québec, « une entrave flagrante au plein exercice des responsabilités des provinces en matière de santé ainsi qu'un recul par rapport à l'esprit du FPE qui était d'accorder aux provinces une plus grande latitude dans leurs domaines de juridiction »[19]. En effet, par cette loi, le gouvernement fédéral oblige les provinces à se soumettre à certaines conditions sous peine de connaître une baisse de leurs transferts.

Le gouvernement fédéral a instauré cette loi en vue d'éviter un démembrement à l'échelle nationale d'un régime d'assurance-maladie universel et gratuit. Rappelons que des provinces, plus particulièrement l'Ontario, l'Alberta et la Nouvelle-Écosse, laissaient certains médecins et hôpitaux pratiquer la surfacturation ou appliquer des frais modérateurs. Avec cette loi, le gouvernement fédéral se présente comme le chien de garde des intérêts des consommateurs et consommatrices des services de santé dans ces provinces. Il assure à tous les Canadiens et Canadiennes le respect des cinq conditions suivantes : gestion publique, intégralité, universalité, transférabilité et accessibilité.

Les provinces se retrouvent alors dans une situation politiquement difficile. En effet, seuls des arguments de justice sociale sont invoqués par le gouvernement fédéral pour faire valoir cette loi. Les provinces ne pouvaient brandir que le spectre de l'ingérence politique de la part du gouvernement fédéral. Or, en raison des objectifs poursuivis par le gouvernement fédéral dans cette loi, la population ne pouvait qu'approuver l'action fédérale et, conséquemment, désapprouver toute opposition de la part des provinces.

À peine quatre jours après l'adoption de la Loi canadienne sur la santé, le Parlement fédéral adopte la Loi limitant la hausse des transferts fédéraux (C-12). Par cette loi, le transfert global pour la santé et l'éducation postsecondaire se retrouve scindé en deux, sur la base du taux de partage qui existait en 1975-1976. En effectuant ce calcul, le gouvernement fédéral a indiqué qu'il finançait plus de 50 % des dépenses provinciales en enseignement postsecondaire. Il conclut à la nécessité de compressions : indexation limitée à 6 % en 1983-1984 et à 5 % en 1984-1985 au titre des transferts à l'enseignement postsecondaire. De ce fait, les transferts financiers totaux se retrouvent en baisse alors que les dépenses dans le domaine de la santé croissent à un rythme plus élevé que le PNB.

Le Parlement fédéral sanctionne, le 27 juin 1986, la Loi modifiant les accords fiscaux de 1977 (C-96). Cette loi diminue de 2 % la croissance des paiements de transfert aux provinces pour les programmes établis. Elle met « un terme au lien existant depuis 1977 entre l'évolution de la contribution fédérale au FPE et la croissance du PNB. Elle s'inscrit dans la même foulée que les interventions passées, rendant les provinces de plus en plus responsables du financement des services de santé »[20].

Finalement, lors du discours du budget du gouvernement fédéral[21] de 1989, le ministre Wilson annonce une réduction additionnelle dans les transferts aux provinces pour le financement des programmes établis. Ainsi, à compter de 1990-1991, la diminution des transferts ne sera plus de 2 %, mais plutôt de 3 %. Le ministre a néanmoins souligné que des dispositions législatives garantissent que la croissance de l'ensemble des transferts de FPE ne pourra être inférieure au taux d'inflation.

SYNTHÈSE DES MODIFICATIONS

1966 Partage à 50 % des dépenses en services médicaux et hospitaliers. Contribution forfaitaire.

1977 Accords fiscaux et contributions en matière de santé et d'enseignement postsecondaire.

Contribution fédérale : première année

1. Pour 25 % des dépenses : transferts fiscaux équivalant à 13,5 points d'impôt sur le revenu personnel et à un point d'impôt sur le revenu imposable des corporations.

2. Pour les autres 25 % des dépenses : montant forfaitaire équivalant à une contribution de base + paiement d'égalisation sur cinq ans + 20 $ par personne pour les services complémentaires.

Contribution fédérale : deuxième année et suivantes

Pour 50 % des dépenses : les transferts fiscaux déjà accordés + transferts financiers indexés selon la croissance économique.

1982 Abandon de la compensation pour la garantie de recettes instituée en 1977 et modifications à la formule de péréquation.

1984 Loi canadienne sur la santé (C-3) ; cette loi prévoit des pénalités financières pour les provinces qui permettent la surfacturation ou exigent des frais modérateurs.

1984 Loi limitant la hausse des transferts fédéraux (C-12) : hausse limitée à 6 % en 1983-1984 et à 5 % en 1984-1985 sur la partie des transferts monétaires liés à l'enseignement postsecondaire. Conséquemment, les transferts financiers totaux incluant ceux pour la santé ont été réduits.

1986 Loi modifiant les accords fiscaux de 1977 (C-96) : la croissance des paiements de transferts est diminuée de deux points de pourcentage.

1990 Réduction des paiements de transferts d'un point additionnel. La croissance demeurera supérieure au taux d'inflation.

• **Partage des dépenses pour les services en adaptation sociale**

La contribution du gouvernement fédéral dans le domaine des services d'adaptation sociale relève de programmes à frais partagés dont le plus important est le régime d'assistance publique du Canada (RAPC). La formule de partage à 50 % n'a pas varié depuis 1966 ; seule l'étendue du partage a été modifiée dans le temps.

On y retrouve les contributions versées dans le cadre de la Loi fédérale sur les jeunes contrevenants (1984). Au Québec, l'entente de partage des coûts dans le cadre de cette loi est signée en mars 1988 et prévoit des paiements rétroactifs. En avril 1988, on s'entend sur le partage à l'égard de la Loi fédérale sur la réadaptation professionnelle. Cette entente prévoit également des paiements rétroactifs.

Quant au régime d'assistance publique, les deux objectifs poursuivis visent à encourager la prestation d'une assistance publique adéquate et à développer des services de bien-être social. Le principe de l'aide ou du service est fondé sur la notion de besoin ou de proximité de besoin. Ainsi, seules les dépenses qui remplissent ces conditions constituent des dépenses partageables.

La Loi québécoise sur la santé et les services sociaux n'est cependant pas fondée sur des notions de besoin apparentées à l'insuffisance de revenu. Compte tenu de l'absence de critère de revenu pour obtenir des services d'adaptation sociale au Québec, la contribution fédérale ne peut atteindre 50 % des dépenses québécoises, d'autant plus qu'à cette contrainte s'ajoutent diverses restrictions qui réduisent l'assiette des dépenses partageables.

Les restrictions du gouvernement fédéral imposent ainsi aux provinces certains choix. Prenons l'exemple des maisons d'hébergement pour femmes violentées. Actuellement, le gouvernement du Québec leur verse des subventions. L'entente de partage prévoit, en principe, une participation fédérale pour la moitié des coûts. Or, il n'en est rien. Seules les subventions qui servent pour des femmes dont les revenus sont insuffisants font l'objet d'un partage par le gouvernement fédéral, diminuant ainsi la part fédérale en-dessous du 50 %. De plus, puisque les maisons d'hébergement ne veulent exiger des femmes une déclaration de leur revenu, le gouvernement fédéral refuse de payer car il lui est impossible de connaître le nombre de femmes dont les revenus sont insuffisants.

La contribution fédérale pour les dépenses dans le domaine de la santé a subi maintes modifications depuis une vingtaine d'années. Depuis 1982, des modifications à la baisse sont apportées ; aussi, sont-elles édictées unilatéralement par le gouvernement fédéral.

Pour les services dans le domaine de l'adaptation sociale, les ententes de partage sont beaucoup plus stables. Toutefois, plusieurs provinces font des représentations afin de souligner les imperfections dans ces ententes. En effet, le gouvernement fédéral n'assume pas la moitié des dépenses, en raison des critères qu'il a lui-même établis concernant les dépenses partageables.

Évolution de la contribution fédérale

• Dans le domaine de la santé

La contribution fédérale qui découle des accords fiscaux de 1977 peut difficilement être partagée entre la part attribuable au domaine de la santé et celle liée à l'enseignement supérieur. Quoique l'entente de départ était construite sur la base des contributions fédérales respectives, les nombreuses modifications qui ont eu cours depuis lors nous empêchent de

faire cette distinction pour les années ultérieures à la signatur
En effet, les transferts fédéraux ne forment actuellement qu'u
bant à la fois le domaine de la santé et l'enseignement postsecondaire.

Le graphique 3 nous donne l'évolution de cette contribution fédérale globale[22]. Le lien présumé entre la croissance économique et les transferts fédéraux n'est cependant pas évident. En effet, durant les années ultérieures à 1979-1980, on observe à plusieurs reprises une rupture entre les deux croissances. Ainsi, en 1984-1985, on constate que la contribution fédérale diminue alors que le PIB continue de s'accroître. L'abolition de la compensation pour la garantie de recettes fiscales semble donc produire son effet. En 1985-1986, on assiste de nouveau à un mouvement en sens inverse ; la croissance du PIB diminue alors que celle de la contribution fédérale augmente. À partir de cette même date, on observe une réduction systématique de la croissance des transferts fédéraux ; la Loi modifiant les accords fiscaux de 1977 (C-96), qui prévoit une baisse des transferts de deux points de pourcentage par rapport à la croissance économique, explique cette situation. Ainsi, peu importe la croissance ultérieure du PIB, l'augmentation de la contribution fédérale sera, à partir de ces modifications, toujours inférieure.

GRAPHIQUE 3
Contribution fédérale au FPE
Québec, 1978-1979 à 1990-1991

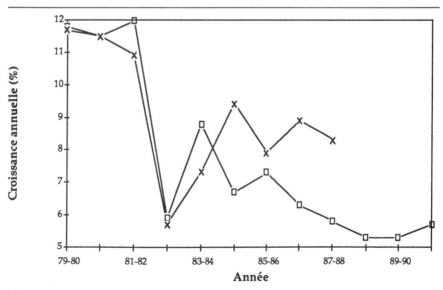

☐ Contribution fédérale totale
✕ PIB (Produit intérieur brut)

Source : CONSEIL DES AFFAIRES SOCIALES. Données provenant de : Gouvernement du Québec, ministère des Finances, direction des politiques financières intergouvernementales, septembre 1988.

Le graphique 4 décrit l'évolution de la contribution fédérale totale. Également, la part provenant de transferts fiscaux (points d'impôt) et des transferts financiers (monétaires) est présentée. On observe que l'évolution diffère beaucoup selon qu'il s'agit des transferts financiers ou fiscaux. Jusqu'en 1984-1985, ce sont tantôt les transferts fiscaux, tantôt les transferts financiers qui s'accroissent plus vite. À partir de cette date, les transferts financiers demeurent inférieurs aux transferts fiscaux et ne cessent alors de décroître. En 1987-1988, la croissance de ces transferts financiers se transforme en décroissance[23].

GRAPHIQUE 4
Transfert financier et fiscal (FPE)
Québec, 1978-1979 à 1990-1991

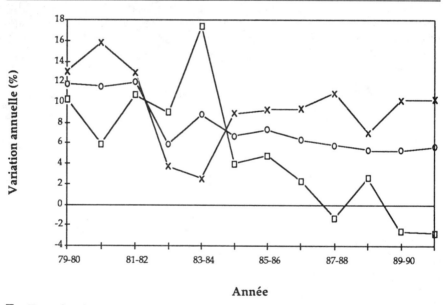

☐   Transfert financier
✕   Transfert fiscal
○   Total

Source :   CONSEIL DES AFFAIRES SOCIALES. Données provenant de :   Gouvernement du Québec, ministère des Finances, direction des politiques financières intergouvernementales.

Nous pourrions prétendre, comme le font déjà certaines personnes, qu'avec une telle baisse des transferts financiers on assiste finalement à l'élimination, à moyen terme, des transferts fédéraux. La croissance des transferts financiers étant maintenant négative, seuls les transferts fiscaux constituent à moyen terme la contribution fédérale. Or, ces derniers n'entraînent aucun versement financier de la part du gouvernement fédéral.

Cette interprétation s'avère, selon nous, discutable. En effet, le transfert de plusieurs points d'impôt au Québec signifie, pour le gouvernement fédéral, des recettes fiscales moindres. Or, cette perte constitue pour le gouvernement fédéral un coût fiscal ou, si l'on veut, une dépense indirecte. Autrement dit, les recettes fiscales sont moins élevées qu'elles ne le seraient en l'absence de cet accord. On ne peut ainsi prétendre que les transferts fédéraux deviendront nuls à moyen terme tant et aussi longtemps que l'accord sur les transferts fiscaux se maintiendra.

L'existence conjointe de transferts financiers et fiscaux ne convient cependant guère au gouvernement du Québec. Celui-ci a maintes fois réitéré son désir que le gouvernement fédéral lui accorde un espace fiscal suffisant afin de lui permettre d'assumer sa compétence constitutionnelle en matière de santé et d'enseignement. Ainsi, le gouvernement du Québec préférerait uniquement des transferts fiscaux. Dans le discours du budget de 1986-1987, on retrouve cette position politique : « Puisque le gouvernement fédéral a choisi de verser aux provinces des paiements de transferts plutôt que de leur allouer un espace fiscal suffisant pour assumer leurs responsabilités constitutionnelles en matière d'enseignement postsecondaire, il doit maintenant respecter ses engagements financiers. »[24]

• **Dans les services d'adaptation sociale**

Malgré des modifications à certaines ententes, le partage des dépenses en services d'adaptation sociale est resté relativement stable depuis 1966. Il n'y a pas eu, comme dans le domaine de la santé, des modifications qui ont entraîné une diminution de la contribution fédérale.

Toutefois, un fait demeure. La contribution fédérale ne peut qu'être inférieure à 50 %. En effet, au Québec, les services publics d'adaptation sociale sont universels. Or, pour le gouvernement fédéral, l'aide qu'il accorde se limite aux personnes à revenus insuffisants ; son approche est sélective. Partager des dépenses à partir de deux orientations aussi différentes pose inévitablement certaines difficultés.

Aussi, les critères pour le partage sont nombreux, obligeant le gouvernement du Québec à rajuster les règles de fonctionnement de ses services pour obtenir le maximum de l'aide fédérale. Le gouvernement du Québec ne peut, aussi facilement, développer des services qui répondent aux aspirations spécifiques de la population québécoise.

• **Évolution de la contribution relative du gouvernement fédéral pour l'ensemble des dépenses en matière de santé et d'adaptation sociale[25]**

Pour la période de 1977-1978 à 1981-1982, la contribution fédérale[26] au financement des services de santé et des services d'adaptation sociale a continuellement diminué, passant selon la structure de coût des services de 42,1 % à 38,4 %. Cette diminution signifie que les dépenses québécoises ont connu une plus forte hausse que le PNB canadien. Après cette période, soit jusqu'en 1985-1986, la contribution fédérale a augmenté par rapport aux dépenses totales. Les réductions de salaires et les restrictions budgétaires qui ont été pratiquées durant ces années ont fait en sorte que les dépenses québécoises ont crû à un rythme inférieur à la croissance économique canadienne.

TABLEAU 5
Évolution des taux de financement fédéral des dépenses
en matière de santé et d'adaptation sociale
Québec, 1975-1976 à 1986-1987

	Structure de coût des services**	
Exercice financier	Sans* %	Avec* %
1975-1976	41,3	44,7
1976-1977	41,7	46,2
1977-1978	42,1	44,5
1978-1979	41,5	43,8
1979-1980	41,4	43,7
1980-1981	39,7	41,9
1981-1982	38,4	40,6
1982-1983	41,0	41,0
1983-1984	41,4	41,4
1984-1985	41,8	41,8
1985-1986	42,0	42,0
1986-1987	41,8	41,8

*   Garantie de recettes fiscales.
**   La structure du coût des services (comptabilité d'exercice) exclut l'effet des déficits antérieurs (capital et intérêt) et ajoute le déficit réel en cours.

Source :   FUGÈRE, D. *L'évolution du financement fédéral dans les dépenses budgétaires du gouvernement du Québec en matière de santé et de services sociaux*, MSSS, septembre 1986, 18 p.

Ainsi, malgré la réduction de la contribution fédérale découlant de la récession économique de 1982 et des modifications législatives, nous avons assisté à une faible réduction de la contribution relative du gouvernement fédéral en raison de la réduction des dépenses québécoises en la matière. Fugère[27] en conclut que le Québec a réalisé une performance exceptionnelle dans le contrôle de ses dépenses budgétaires.

Cette performance serait « d'autant plus remarquable que, durant cette période, les besoins en matière de santé et de services sociaux se sont accrus considérablement à cause du vieillissement de la population et du développement de nouvelles technologies dans les hôpitaux. De plus, durant la même période, le Québec a réussi à développer des services qui étaient à peu près inexistants en 1977-1978, comme les services de l'Office des personnes handicapées du Québec, de l'Office des services de garde à l'enfance, le financement des organismes bénévoles (maisons de jeunes, maisons pour femmes violentées, etc.), le réseau des CLSC et les départements de santé communautaire, pour lesquels on reçoit très peu de contribution fédérale »[28].

Les modifications législatives dans le domaine du partage des dépenses entre le gouvernement fédéral et les provinces ont été nombreuses et complexes, et ce particulièrement pour les services en matière de santé. Ces modifications ont souvent donné lieu à des tollés de protestations de la part des provinces, en raison des pertes financières que les provinces ont dû assumer.

Les données confirment la baisse tendancielle des transferts fédéraux dans le domaine de la santé. En ce qui concerne les services d'adaptation sociale, on assiste, par contre, à une certaine stabilité dans le partage entre le gouvernement fédéral et les provinces. En raison toutefois des critères établis pour le partage, les provinces, et particulièrement le Québec, doivent apporter une contribution de plus de 50 % des dépenses pour ces services.

Les pertes financières apparaissent d'autant plus importantes que le rythme de croissance des dépenses, particulièrement en matière de santé, est difficile à contrôler. Le gouvernement du Québec cherche d'ailleurs à faire valoir cet argument lors de rencontres fédérales-provinciales. De son côté, le gouvernement fédéral tient les provinces responsables de la forte augmentation des coûts. Il considère de plus que les provinces doivent assumer une part plus grande des difficultés budgétaires auxquelles il fait face. La réduction des transferts fédéraux s'inscrit dans cette perspective.

Il est opportun de rappeler que les résidents et résidentes d'une province le sont aussi du Canada. Les difficultés budgétaires du gouvernement fédéral affectent donc directement les résidents et résidentes des provinces. Or, le discours des gouvernements provinciaux, et particulièrement du Québec, présente les interventions fédérales comme s'il s'agissait d'un gouvernement étranger.

2.3
LES DÉPENSES PRIVÉES

À part les sommes qu'ils versent pour les dépenses publiques dans le domaine de la santé et de l'adaptation sociale par l'intermédiaire de leurs impôts et taxes, les particuliers et les entreprises doivent payer pour des dépenses privées. En 1985, ces dernières comptaient pour 20,7 % des dépenses totales dans le domaine de la santé. Pour les services d'adaptation sociale, l'absence de données ne nous permet pas d'avancer pareil chiffre.

Néanmoins, tout porte à croire que les dépenses privées non monétaires sont élevées en raison notamment des contributions sous forme de travail non rémunéré des particuliers.

La part des dépenses privées dans les dépenses totales de santé ne cesse de croître. Rappelons que le Québec est l'une des seules provinces où les dépenses privées se sont accrues plus rapidement que les dépenses publiques entre 1977 et 1985. En ce qui concerne les soins en établissements et les services connexes, la croissance des dépenses privées a été, entre 1977 et 1985, de 96 % supérieure à celle des dépenses publiques. Ce phénomène s'expliquerait en bonne partie par l'augmentation des revenus provenant des adultes hébergés en centres d'accueil et en centres hospitaliers de soins prolongés[29]. De 1977 à 1985, la croissance des dépenses privées au Québec est plus élevée qu'en Ontario ; en 1985, celles du Québec demeurent toutefois moins élevées. La différence est d'ailleurs notable : en 1985, les dépenses privées en Ontario surpassent celles du Québec de 19 %. « Cet écart est plus important dans les établissements de soins spéciaux (35 %) que dans les hôpitaux (7 %) et s'explique principalement par une plus grande privatisation du système de soins pour les personnes âgées en perte d'autonomie en Ontario. »[30]

Dans la catégorie des services professionnels, la part des dépenses privées s'accroît au Québec, alors qu'elle diminue en Ontario et au Canada. Malgré ce recul, la part du secteur privé demeure tout de même plus faible au Québec. En 1985, cette part s'élève à 21,5 % au Québec et à 31,6 % en Ontario. Par ailleurs, les dépenses privées dans la catégorie des médicaments et appareils ont augmenté au même rythme au Québec, en Ontario et au Canada.

Ces dépenses privées sont assumées soit par les particuliers ou par les entreprises. Hormis les contributions des entreprises dans le domaine des assurances complémentaires pour les services de santé ainsi que les dons effectués à certains organismes, leur contribution privée s'avère très faible comparativement à celle des particuliers. C'est pourquoi dans la partie qui suit, nous ne faisons référence qu'aux dépenses privées des particuliers. Néanmoins, afin de voir le rôle des entreprises dans le financement des services de santé et d'adaptation sociale, nous allons, dans la partie 2.4, décrire leur contribution aux dépenses publiques.

Par l'intermédiaire de l'aide qu'ils apportent à des personnes dans le besoin, les particuliers contribuent à la prestation de services. Ce temps de travail exécuté gratuitement, surtout par les femmes, constitue, selon nous, des dépenses privées. D'abord, il signifie pour ces personnes une réduction de leur temps libre et de leurs loisirs, et moins de temps à consacrer pour la recherche d'un revenu supplémentaire. Deuxièmement, sans cette aide, les dépenses publiques devraient être augmentées substantiellement, sinon les coûts sociaux seraient de beaucoup plus élevés. Malgré l'absence de ressource monétaire rattachée à ce travail, il représente une part non négligeable de la contribution privée des particuliers.

Bien entendu, les dépenses monétaires dans le domaine de la santé et de l'adaptation sociale constituent des dépenses privées pour les particuliers. Une enquête réalisée par Statistique Canada révèle le coût moyen des dépenses pour les services de santé encourues par les ménages. Nous utiliserons ces données pour présenter un bref aperçu des dépenses monétaires engagées par les particuliers. Cependant, nous ne possédons aucune donnée équivalente pour les services en matière d'adaptation sociale. La partie qui suit sera donc limitée au domaine de la santé.

Les dépenses monétaires

L'enquête sur les dépenses des familles au Canada comprend certaines données sur les dépenses privées en matière de santé[31]. On y retrouve les frais payés directement à ceux et celles qui offrent les services (soins médicaux, dentaires, hospitaliers, ophtalmologiques et autres, ainsi que les fournitures pour les soins et les produits médicaux et pharmaceutiques) ainsi que les primes d'assurance-maladie assumées par les ménages. Certaines dépenses, tels des services en « médecine douce » ou des soins à domicile, trouvent difficilement leur place dans les catégories retenues pour cette enquête. Les données produites par l'enquête sur les dépenses des familles sous-estiment probablement les dépenses réelles dans le domaine de la santé.

Cette enquête est réalisée à l'échelle du pays une fois tous les quatre ans. Les données plus détaillées ne sont disponibles que pour les deux dernières enquêtes, soit les années 1982 et 1986. Malgré ces contraintes, l'information disponible s'avère fort intéressante.

En 1982, les ménages ont dépensé annuellement, en moyenne, 465 $ pour recevoir des services de santé, soit 168 $ par personne. En 1986, ces dépenses ont augmenté à 601 $, soit 226 $ par personne. En dollars de 1981, les dépenses moyennes annuelles sont passées de 417 $ en 1982 à 447 $ en 1986, soit une hausse de 7,8 % sur la période de quatre ans. Près de 95 % des ménages ont déclaré des dépenses dans le domaine de la santé au cours de l'année 1986.

Par ailleurs, dans l'enquête Santé Québec, on a demandé à des personnes âgées de plus de 15 ans si elles avaient déboursé de l'argent au cours des quatre derniers mois pour des services ou des soins requis pour des problèmes de santé, et ce sans égard au type de consultation. Il ressort que 28,3 % de ces personnes ont répondu par l'affirmative. Il est à noter que cette question, contrairement à celle de l'enquête sur les dépenses des familles, ne fait pas référence à des dépenses relatives à des primes d'assurance-maladie supplémentaires[32].

Les dépenses en matière de santé représentent en moyenne 1,8 % des dépenses totales du ménage, et ce pour les années 1982 et 1986. Comparativement à d'autres types de dépenses, elles apparaissent très faibles. En 1986 par exemple, le logement accapare 15,4 % des dépenses, le transport 12,7 %, les loisirs 4,6 %, l'entretien ménager 4,1 %. Les dépenses relatives à la consommation de tabac et de boissons alcoolisées constituent le double de celles qui se rapportent à la santé. Or, dans les domaines de l'éducation et de la santé, où le secteur public est omniprésent, le pourcentage des dépenses est relativement très faible. La contribution gouvernementale explique cette situation.

L'importance relative des dépenses dans le domaine de la santé par rapport aux dépenses totales diminue à mesure que le revenu augmente[33]. Au graphique 5, nous pouvons voir cette baisse tendancielle. D'autre part, on observe une différence appréciable dans la part des dépenses allouées aux soins dentaires, aux soins des yeux et aux primes d'assurance-maladie entre les ménages à faible et à haut revenu. Au tableau 6, on remarque en effet que les dépenses en valeur absolue y croissent de façon très nette. Le nombre de ménages déclarant avoir effectué de telles dépenses augmente fortement à mesure que le revenu s'élève.

GRAPHIQUE 5
Dépenses personnelles en matière de santé
Québec, 1982 et 1986 (en pourcentage)

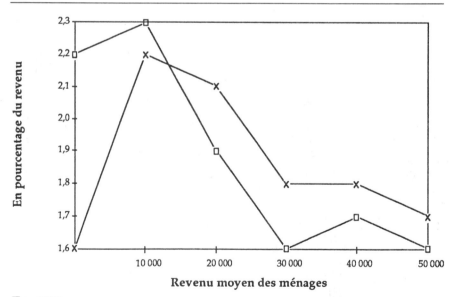

□   1982
×   1986

Source :   CONSEIL DES AFFAIRES SOCIALES. Données provenant de : Statistique Canada, *Dépenses des familles au Canada*, 1982 et 1986.

TABLEAU 6
Détail des dépenses personnelles en matière de santé
Ensemble des familles et des personnes seules
Québec, 1986 ($ par ménage)

	Moins de 10 000 $	10 000 $ à 19 999 $	20 000 $ à 29 999 $	30 000 $ à 39 999 $	40 000 $ à 49 999 $	50 000 $ et plus	Toutes catégories
Frais directs							
Fournitures							
pour soins $	2	4	7	9	9	10	7
% *	14,7	25,9	37,0	41,9	45,0	46,4	35,0
Produits méd.							
et pharm.$	47	113	144	128	166	153	126
% *	67,4	84,1	91,4	92,1	95,0	92,7	87,2
Soins des yeux $	39	70	80	81	100	159	90
% *	25,8	35,8	40,9	41,6	50,2	63,7	43,4
Soins dentaires $	36	77	124	179	195	298	152
% *	16,1	33,7	47,0	55,4	68,2	73,4	48,8
Soins hosp. et autres $							
% *	—	31	35	42	62	65	40
	—	10,6	19,1	19,8	20,9	26,3	16,8
Total (frais directs) $	128	305	400	449	556	707	428
% *	78,2	92,6	95,8	97,1	99,5	98,2	93,7
Assurance $	—	49	162	206	257	359	174
% *	—	23,8	48,8	53,9	62,4	69,6	44,1
Total $	141	354	562	654	813	1066	601
% *	79,6	93,8	97,2	98,1	100,0	99,8	94,9

* Pourcentage des familles ayant déclaré des dépenses à ce titre.
Source : **Dépenses des familles au Canada**, cat.62-555 et microfiches, Statistique Canada.

Pour les soins dentaires, les dépenses moyennes des ménages dont le revenu est inférieur à 10 000 $ sont de 36 $ pour l'année 1986 alors qu'elles sont en moyenne de 298 $ pour ceux dont le revenu est supérieur à 50 000 $. Le nombre de ménages ayant déclaré de telles dépenses passe de 16,1 % à 73,4 %, du plus bas à la plus haute échelle de revenu. Ainsi, plus le revenu est élevé, plus les ménages effectuent des dépenses pour les soins dentaires.

Lorsqu'on tient compte uniquement des ménages ayant effectivement déclaré des dépenses pour les soins dentaires, l'augmentation par catégorie de revenu est plus lente (voir annexe 2, tableaux 9 et 10). Pour les ménages dont le revenu est inférieur à 10 000 $, les dépenses sont de 224 $; pour ceux dont le revenu se situe entre 20 000 $ et 30 000 $, elles sont de 264 $; et pour ceux dont le revenu excède 50 000 $, les dépenses sont de 406 $. Si l'on tient compte également du fait que les ménages augmentent de taille à mesure que le revenu augmente, on observe dans ce cas une réduction des dépenses pour les soins dentaires. En effet, les dépenses par personne pour les ménages ayant déclaré des frais dentaires sont de 169 $ pour ceux dont le revenu est inférieur à 10 000 $, de 98 $ pour ceux dont le revenu se situe entre 20 000 $ et 30 000 $ et de 112 $ pour les ménages dont le revenu excède 50 000 $. Les frais dentaires apparaissent plus courants chez les ménages à haut revenu. Toutefois, ces dépenses augmentent peu à mesure que le revenu s'élève lorsque seuls les ménages ayant déclaré de telles dépenses sont considérés.

Les ménages dont les revenus sont inférieurs à 10 000 $ allouent 39 $ annuellement pour les soins des yeux. Pour ceux dont les revenus excèdent 50 000 $, les dépenses moyennes pour ces soins s'élèvent à 159 $. Tout comme pour les soins dentaires, on retient que pour les ménages ayant effectué de telles dépenses, l'augmentation des dépenses relativement au revenu est beaucoup plus lente. Quant à la dépense moyenne par personne, elle diminue à mesure que le revenu des ménages augmente.

Les primes d'assurance-maladie sont de 49 $ en moyenne chez l'ensemble des ménages dont le revenu se situe entre 10 000 $ et 20 000 $, de 206 $ pour ceux entre 30 000 $ et 40 000 $ et de 359 $ pour les ménages dont le revenu excède 50 000 $. Lorsqu'on tient compte uniquement des ménages ayant effectué de telles dépenses, les sommes d'argent déboursées se révèlent, pour ces mêmes catégories de revenu, de 206 $, de 382 $ et de 516 $. Ainsi, l'augmentation des dépenses est moins forte à mesure que le revenu s'élève lorsque nous ne considérons que les ménages où de telles dépenses sont engagées.

Contrairement aux dépenses pour les frais dentaires et les soins des yeux, les dépenses par personne relatives aux primes d'assurance augmentent avec le revenu même lorsqu'on tient compte uniquement des ménages qui effectuent de telles dépenses. Ainsi, à mesure que le revenu s'élève, plus les ménages sont couverts par des polices d'assurance privée et plus leur garantie augmente également. Selon la théorie économique traditionnelle, l'assurance constitue ici un bien de luxe. En effet, contrairement aux biens de première nécessité comme l'alimentation et le logement, la part du revenu qui y est allouée augmente lorsque le revenu s'accroît. Quoique les données soient moins évidentes, les frais dentaires semblent également appartenir à cette même catégorie de biens.

Les polices d'assurance-maladie complémentaires servent uniquement à couvrir des dépenses privées, le gouvernement assurant, pour l'ensemble des contribuables, les mêmes services publics. Légalement, les assureurs privés ne peuvent concurrencer le gouvernement ; leurs interventions doivent viser uniquement les secteurs où le gouvernement est absent ou lorsque la contribution gouvernementale ne couvre que partiellement les dépenses. On retrouve, parmi les dépenses assurables, la garantie pour une chambre privée ou semi-privée, une partie de la chirurgie esthétique, les médicaments prescrits pour la population non couverte par le régime public d'aide sociale ou n'ayant pas 65 ans, l'acupuncture, etc. Par ailleurs, des données canadiennes tendent à démontrer que, malgré la forte contribution du secteur public, les souscriptions aux polices d'assurance-maladie complémentaires n'auraient cessé d'augmenter depuis les années 1970[34].

Les particuliers contribuent également à la prestation de services en faisant des dons lors de nombreuses campagnes de souscription : Centraide, les fondations privées, l'Association de la paralysie cérébrale, la Société canadienne du cancer, les maisons de jeunes, les centres de femmes, les maisons d'hébergement pour femmes violentées. Ces sollicitations auprès des particuliers, mais également auprès des entreprises, dénotent, selon nous, l'importance du secteur privé afin de combler l'insuffisance des fonds publics. Elles montrent également la volonté de la population, ou du moins de certains groupes, de prendre la responsabilité de leurs propres difficultés.

Le total des dons en ce qui concerne les services de santé et d'adaptation sociale nous est inconnu. L'enquête sur les dépenses des ménages comprend pourtant une question sur les dons faits par les ménages. Également, les données fiscales comprennent les sommes déduites en dons de charité. Cependant, nous ne pouvons distinguer les dons pour des services de santé et d'adaptation sociale des autres, tels les dons à des organisations sportives.

À titre indicatif, mentionnons que, en 1986-1987, près de deux millions de dollars ont été versés à des centres hospitaliers, des centres d'accueil de réadaptation ou d'hébergement sous forme de dons[35]. Centraide a, pour sa part, récolté plus de 27 millions de dollars auprès de la population québécoise en 1987. Une hausse de 9,7 % par rapport à l'année précédente[36].

Les dépenses indirectes

La contribution informelle des particuliers en ce qui a trait aux services de santé prend trois formes[37]. La première concerne des tâches habituelles et quotidiennes accomplies dans le cadre familial, plus précisément la sensibilisation à l'importance d'une bonne santé, le soutien quotidien des membres de la famille quant à leur bien-être physique et physiologique et le maintien du réseau familial. Les tâches relatives aux soins et services en cas de maladie, d'incapacité ou de crise d'un membre de la famille constituent la deuxième forme. Finalement, la troisième forme regroupe les actes volontaires de participation sociale.

Lorsqu'une mère[38] dit à son enfant de porter des vêtements chauds pour ne pas prendre froid ou lorsqu'elle tient compte de la valeur nutritive des repas, elle fait de la prévention. Lorsqu'elle accompagne son enfant chez un professionnel ou une professionnelle de la santé, elle assure un service[39]. Lorsqu'elle reste à la maison pour s'occuper des enfants, elle fournit des services de garde. La liste pourrait s'allonger indéfiniment.

Cependant, malgré l'importance de ces mille et un gestes, cette contribution est peu reconnue.

Avant l'intervention massive de l'État dans ces secteurs, nous ne soulevions pas ce type de contribution. Cela allait de soi. Depuis plusieurs années, il est de plus en plus fréquent de mentionner ces diverses formes de contribution informelle à la production économique. L'augmentation du salariat féminin n'est certes pas étrangère à cette situation. En effet, la présence des femmes sur le marché du travail a nécessité, entre autres, des produits et services substituts. Parallèlement, l'industrialisation ainsi que la tertiarisation de plus en plus grande de l'économie ont donné lieu à une multitude de produits et services, occultant le travail domestique effectivement réalisé. Mais le mouvement des femmes a mis en lumière leur rôle de premier plan dans le travail domestique.

Le travail domestique n'a nullement disparu avec l'industrialisation. Tout comme le travail salarié, il a par contre subi des transformations profondes. Mais contrairement au travail salarié, le travail réalisé auprès des membres de la famille ne génère pas de rémunération, rendant sa comptabilisation en valeur économique plus difficile. L'absence d'étalon monétaire oblige donc les chercheurs et chercheures à se tourner vers des équivalents sur le marché.

Diverses méthodes d'évaluation du travail domestique existent[40]. Plusieurs variables influent sur l'évaluation : la définition du travail domestique, les niveaux de salaires utilisés et les enquêtes de budget-temps. Cependant, malgré les différences entre les diverses évaluations, un consensus demeure : les sommes d'argent en jeu sont considérables.

En ne tenant compte que des tâches reliées aux soins physiques et à l'éducation, notre estimation de la valeur du travail domestique relié à la santé et à l'adaptation sociale s'élève à 6,7 % du PIB. Pour l'année 1988-1989, cela donne une contribution de 9,3 milliards de dollars[41]. Or, l'ensemble des dépenses dans les domaines de la santé et de l'adaptation sociale, pour cette même année, se chiffre à plus de 9,5 milliards de dollars.

Ces sommes, quelque peu impressionnantes, ne constituent pourtant qu'une évaluation très conservatrice. En effet, les diverses catégories retenues pour les enquêtes de budget-temps ne correspondent pas toujours à la réalité. D'abord, la journée est divisée par type d'activité alors qu'il est souvent difficile, voire impossible, de les dissocier. Par exemple, lorsqu'une mère prépare son repas tout en aidant un enfant à faire ses devoirs, laquelle des deux activités est comptabilisée ? Et que dire du temps de loisirs ? En effet, comment dissocier le soutien social du temps de loisirs ? Pourtant, ces activités, ou une partie d'entre elles, ne sont pas considérées dans le travail domestique. De plus, les équivalents monétaires utilisés pour mesurer la valeur du temps de travail sont souvent liés à des emplois faiblement rémunérés, en raison justement de leur lien avec le travail domestique. Pour toutes ces raisons, nous croyons que la contribution économique du travail domestique pour les services de santé et d'adaptation sociale se chiffre minimalement à 9,3 milliards de dollars[42].

Alors que le travail domestique demeure encore une responsabilité majoritairement féminine, la participation sociale donne lieu à une contribution plus équitable entre les hommes et les femmes. Une enquête concernant le bénévolat a été effectuée en 1987, par Statistique Canada, auprès de la population âgée de 15 ans et plus[43]. Des 1 005 000 bénévoles québécois, 48,7 % sont des hommes. Or, le recensement québécois de 1986 révèle que les hommes représentent justement 48,7 % de la population âgée de plus de 15 ans. Par contre, les femmes sont surreprésentées dans les activités liées à la santé et à l'adaptation sociale.

Il ressort de cette même enquête que chaque bénévole au Canada a réalisé en moyenne, entre novembre 1986 et octobre 1987, 190,7 heures. Les organismes de santé, de services sociaux et d'intérêt social et public retiennent 23,6 % des heures de bénévolat. Si on transpose ces données au contexte québécois, les bénévoles auraient contribué pour plus de 45 millions d'heures. On obtient ainsi pour l'année 1988 une contribution des bénévoles de près de 604 millions de dollars[44].

Dumas et Monette affirment de leur côté que « si nous comptabilisions tout le travail gratuit effectué dans les domaines des loisirs, des services sociaux et des organismes communautaires au Canada, c'est 1,3 milliard de dollars qu'il aurait fallu ajouter au PNB, en 1981 »[45]. Ce nombre représente, néanmoins, à peine 0,4 % du PNB.

Pour l'État, les bénévoles constituent de la main-d'œuvre utile puisqu'il lui est possible de développer ou de maintenir certains services sans pour autant y affecter des sommes importantes. En période de restriction budgétaire, la tentation est d'ailleurs très grande pour les gouvernements de substituer des bénévoles à des salariés et salariées. Certains en concluent même que cette tentation se concrétise inévitablement. « Dans tous les cas, la réduction des services étatiques s'accompagne de politiques de maintien à domicile, de responsabilisation des citoyens et d'un appel au bénévolat comme substitut à l'intervention des employés de l'État. »[46]

Opposer le bénévolat aux interventions gouvernementales ne constitue cependant pas l'unique cadre d'analyse de la contribution du bénévolat. Au contraire, les bénévoles offrent souvent des services qui sont complémentaires ou différents de ceux dispensés par des salariés et salariées. L'apport du bénévolat au sein des services de santé et d'adaptation sociale est primordial, non seulement du point de vue économique, mais pour la gestion même des services. Les bénévoles, et surtout ceux et celles qui évoluent dans des groupes de pression, sont en effet porteurs de changements.

À même leur revenu disponible et à même leur temps, les particuliers contribuent à la prestation des services de santé et d'adaptation sociale. Les dépenses gouvernementales ne représentent donc qu'une part des dépenses dans ce domaine.

Tout nous porte à croire que cette contribution privée va s'accroître. Déjà l'augmentation de la part relative des dépenses privées de santé est amorcée. Les restrictions budgétaires des gouvernements exigeront un apport encore plus considérable de la part des bénévoles. Elles augmenteront également le travail domestique relié à la santé et nécessiteront de plus en plus de dépenses de la part des ménages.

2.4
LES EMPLOYEURS

Les dépenses gouvernementales dans le domaine de la santé et de l'adaptation sociale sont financées à même les revenus des particuliers et des entreprises par l'intermédiaire de l'impôt sur le revenu et les biens, des taxes à la consommation, des droits et permis, des revenus provenant des sociétés d'État et, finalement, des transferts fédéraux qui, eux aussi ne l'oublions pas, proviennent des particuliers et des entreprises. Or, puisque ces dépenses sont financées à même le fonds consolidé et non pas en fonction de sources de revenus spécifiques, il devient impossible de distinguer parmi les dépenses gouvernementales ce qui provient des particuliers ou des entreprises.

Par contre, les entreprises contribuent au fonds consolidé du Québec, non seulement par le biais de l'impôt des sociétés, mais aussi par des contributions spécifiques au fonds des services de santé. Cette contribution est passée, au 1er avril 1981, de 1,5 % à 3 % de la masse salariale. L'impôt des sociétés a toutefois été réduit lors du même discours du budget afin de compenser cette hausse. À compter du 1er mai 1986, une surtaxe de 7,5 % est appliquée à la contribution des employeurs au fonds des services de santé, à la taxe sur le capital et à l'impôt sur le revenu des corporations. Le taux effectif de la contribution au fonds est alors passé de 3 % à 3,22 %[47]. Finalement, lors du discours du budget du 16 mai 1989, le ministre des Finances a annoncé une nouvelle hausse de la contribution des employeurs au fonds des services de santé. À partir du 17 mai 1989, le taux effectif passe de 3,22 % à 3,36 %.

La contribution des employeurs au fonds des services de santé est passée de 13 % des dépenses totales en matière de santé et d'adaptation sociale en 1977-1978 à 22,1 %, dix ans plus tard[48]. Compte tenu de la réduction de l'impôt des sociétés pour compenser les changements intervenus dans la contribution spécifique des employeurs, cette forte hausse surestime toutefois la réelle contribution des employeurs dans le domaine de la santé et de l'adaptation sociale. En effet, lorsqu'on additionne la part relative de l'impôt des sociétés et la contribution au fonds des services de santé, la contribution des employeurs au fonds consolidé passe, pour la période de 1977-1978 à 1987-1988, de 8,8 % à 12,5 %.

Les employeurs assument également une part, quoique très minime, des dépenses de santé remboursées par la RAAQ pour les services dispensés aux personnes victimes d'un accident de la route. Ils ont versé à la Régie, en 1987, 9 840 000 $ sous forme de primes et immatriculations, soit 1,1 % des revenus totaux de la Régie. Si l'on transpose cette contribution sur les coûts des services de santé, les dépenses de santé assumées par les employeurs s'élèvent, pour l'année 1987, à 687 000 $.

Par contre, les employeurs sont les seuls à assumer les dépenses de la Commission de la santé et de la sécurité du travail (CSST). Comme pour les accidentés et les accidentées de la route, les personnes victimes d'un accident du travail ou d'une maladie professionnelle qui utilisent des services de santé financés par le gouvernement du Québec voient leurs frais remboursés par la CSST. La CSST assume également des frais qui ne sont pas actuellement couverts par le régime public. Pour l'année 1987, les dépenses pour l'assistance médicale et les programmes de prévention se sont élevées à 210 810 000 $.

Le Conseil du patronat du Québec soutient que, en raison des paiements effectués au fonds des services de santé, à la RAAQ et à la CSST, les employeurs assument une triple cotisation pour financer les services de santé[49]. On crie alors à l'injustice. Or, le CPQ oublie de mentionner qu'il n'y a pas double ou triple paiement lorsqu'une personne a besoin des services. Par exemple, une personne victime d'un accident du travail verra ses frais hospitaliers payés par la CSST. Ce remboursement représente donc une entrée d'argent pour le gouvernement, réduisant les besoins financiers provenant du fonds consolidé.

Par ailleurs, les entreprises québécoises versent, au gouvernement fédéral, une part relativement moindre des recettes budgétaires depuis le début des années 1980. De 15,3 % des recettes budgétaires totales en 1977-1978, l'impôt des sociétés ne représentait que 11,2 % dix années plus tard. Ainsi, le financement des services de santé et d'adaptation sociale par l'intermédiaire des transferts fédéraux provient de moins en moins des entreprises.

Les employeurs américains doivent faire face à des coûts salariaux croissants[50] en raison des primes d'assurance-maladie de plus en plus élevées pour leur personnel. Or, les employeurs québécois connaissent une certaine stabilité dans leur contribution. En effet, ils partagent avec les particuliers des dépenses en matière de santé et d'adaptation sociale qui augmentent à un rythme beaucoup plus lent qu'aux États-Unis. On ne peut donc parler d'une augmentation des charges fiscales des entreprises pour le financement des services de santé et d'adaptation sociale.

CONCLUSION

Le partage du financement entre le secteur privé et le secteur public a grandement évolué au cours des dernières décennies. Le Québec a connu, comme l'ensemble des pays de l'OCDE, une croissance importante du secteur public au cours de cette période. Mais cette croissance s'essouffle un peu partout, et le Québec n'y échappe pas.

Durant les années 1960 à 1975, la progression du secteur public a été très rapide au Canada. Loin derrière la majorité des pays de l'OCDE, le rattrapage a été important. Aujourd'hui, le Canada se compare à la moyenne de ces pays. Comparativement à ces pays, les facteurs démographiques ont, au Canada, davantage contribué à l'augmentation des dépenses gouvernementales de santé.

Parmi les dix provinces canadiennes, le Québec est l'une des seules où les dépenses privées dans le domaine de la santé se sont accrues plus rapidement que les dépenses publiques entre les années 1977 et 1985. Néanmoins, compte tenu que le Québec se situait au premier rang des provinces canadiennes quant à l'importance du secteur public en 1977, il se situait, en 1985, encore au-dessus de la moyenne canadienne. Mais au rythme actuel, le Québec se retrouvera bientôt sous la moyenne.

De 1977 à 1985, l'ensemble des dépenses gouvernementales québécoises s'est accru davantage que le PIB. Une augmentation est notée également pour les dépenses de la mission sociale. Les dépenses par personne en matière de santé et d'adaptation sociale se sont accrues, en réalité, de 1,4 % annuellement. Durant la récession de 1982, on a observé une baisse des dépenses réelles. Environ 70 % des dépenses dans le domaine de la santé et de l'adaptation sociale sont affectées au secteur du recouvrement de la santé. Ce pourcentage est demeuré stable au cours de cette période.

Le partage du financement entre le gouvernement fédéral et le Québec a été passablement litigieux, et tout semble indiquer que ce phénomène se répétera dans les prochaines années. Dans une recherche produite pour la Commission Rochon, le bilan est très clair. « ... l'analyse du financement fédéral des services de santé et des services sociaux montre que le fédéral a développé sur le plan législatif un pouvoir important dans un champ de juridiction provinciale. Financièrement, par contre, on assiste depuis 1977, à un certain désengagement de sa part »[51].

Les dépenses privées se sont accrues. Elles s'élèvent maintenant à plus de 20 % des dépenses totales en santé. Par ailleurs, lorsqu'on examine les dépenses des ménages en fonction de leur revenu disponible, nous constatons que la part des dépenses totales des ménages attribuées à la santé est demeurée à 1,8 % entre 1982 et 1986. Les dépenses pour les frais dentaires, les soins des yeux ainsi que l'achat de polices d'assurance-maladie complémentaires semblent être davantage le lot des ménages à moyen et haut revenu.

Le travail non rémunéré, effectué par les membres de la famille et surtout par les mères, comprend les soins donnés, la prévention et la promotion de la santé. Notre évaluation, très conservatrice d'ailleurs, nous donne, pour l'année 1988-1989, une contribution de 9,3 milliards de dollars. Or, pour cette même année, les dépenses gouvernementales s'élèvent à plus de 9,5 milliards de dollars. Le travail bénévole joue également un rôle fondamental dans notre système. Nous avons évalué cette contribution à 604 millions de dollars pour l'année 1988. Compte tenu du désengagement de l'État, il y a tout lieu de croire que la contribution économique du bénévolat et du travail domestique augmentera de plus en plus.

Les employeurs, par l'entremise principalement du Conseil du patronat, ont fortement décrié l'augmentation des coûts dans le domaine de la santé. Les charges qui leur seraient imposées seraient inéquitables. Les données que nous possédons ne nous permettent cependant pas de conclure à une telle iniquité.

Notes

1. COMMISSION ROCHON. 1987, tableau 18, p. 337.
2. Les autres dépenses de santé étant une variable résiduelle, nous ne l'avons pas retenue dans notre analyse.
3. Les soins en établissement et les services connexes comprennent les centres hospitaliers et les centres d'accueil.
4. Les services professionnels se subdivisent dans la banque de données de Santé et Bien-être social Canada en quatre catégories :
   1. les services médicaux ;
   2. les services optométriques ;
   3. les services dentaires ;
   4. les autres professionnels (chiropraticiens, podiatres, ostéopathes, physiothérapeutes, infirmières privées).
5. FUGÈRE, D. et R. CÔTÉ. 1988, p.122.
6. FUGÈRE, D. et R. CÔTÉ. *Op. cit.*, p.142.
7. Les données présentées dans cette section proviennent d'un document produit par RONALD CÔTÉ du ministère de la Santé et des Services sociaux. Il s'agit de *Statistiques évolutives des dépenses gouvernementales pour la mission sociale pour les années 1978-1979 à 1987-1988*.
8. Le secteur administration et services comprend l'Office des services de garde à l'enfance, la coordination de la recherche ainsi que la direction et coordination régionale du ministère de la Santé et des Services sociaux.
9. CÔTÉ, R. *Op.cit.*, tableaux 3, 4 et 5.
10. L'assistance médicale comprend les comptes des établissements hospitaliers, des médecins, des pharmaciens, des physiothérapeutes, etc.
11. FUGÈRE, D. Septembre 1986, document interne, 18 p.
12. DUPERRÉ, T. 1987, p. 10.
13. *Ibid.*, p. 12.
14. *Ibid.*, p. 14.
15. L'historique des positions politiques du gouvernement du Québec en matière de juridiction nous provient d'un document de travail réalisé par le Secrétariat aux affaires intergouvernementales canadiennes (gouvernement du Québec).
16. La contribution financière comprend une contribution de base, un paiement d'égalisation pour uniformiser les contributions de base par personne pour une période de cinq ans, des sommes d'argent lorsque le montant des transferts après péréquation était moindre que celui auquel la province avait droit et un montant de 20 $ par personne dans le but de permettre aux provinces de financer certains services complémentaires de santé.
    Les services complémentaires de santé comprennent les services de soins intermédiaires en maison de repos, des services de soins en établissement pour adultes, des hôpitaux psychiatriques convertis, des services de soins à domicile et des soins ambulatoires.
17. CONTANDRIOPOULOS, A.P. *et al.* 1987b, p. 2.58.
18. Le programme de garantie de recettes avait été mis sur pied en 1972, à la suite de la réforme fiscale de 1971. En 1977, le gouvernement fédéral a décidé d'y mettre fin. En guise de compensation partielle, il a augmenté sa contribution au FPE de deux points d'impôt sur le revenu des particuliers.
19. GOUVERNEMENT DU QUÉBEC. *Discours sur le budget 1986-1987*, annexe F, p.7.
20. CONTANDRIOPOULOS, A.P. *et al.* 1987b, p. 2.63.
21. GOUVERNEMENT FÉDÉRAL, ministère des Finances. *Discours sur le budget*, 27 avril 1989.
22. Les données concernant le PIB ont été ramenées sur la base de l'exercice financier afin de nous donner une idée plus précise du lien présumé entre la croissance économique et les transferts fédéraux.

23. Les transferts totaux (fiscaux + financiers) étant réduits de deux points de pourcentage et les transferts fiscaux étant plus élevés en raison de la croissance économique québécoise et du meilleur rendement des recettes fiscales, les transferts financiers ne peuvent qu'être en décroissance.

24. GOUVERNEMENT DU QUÉBEC. *Discours du budget 1986-1987*, annexe F, p. 18.

25. Les données présentées dans cette section proviennent d'un document de travail réalisé par DENIS FUGÈRE du ministère de la Santé et des Services sociaux. Le document est intitulé : *L'évolution du financement fédéral dans les dépenses budgétaires du gouvernement du Québec en matière de santé et de services sociaux*, septembre 1986.

26. Les données présentées dans le tableau 5 ne comprennent cependant pas les sommes découlant de l'application de la Loi sur la réadaptation professionnelle des invalides, sous-évaluant quelque peu la contribution fédérale.

27. FUGÈRE, D. 1986, p. 18.

28. *Ibid.*, p. 18.

29. De 1976-1977 à 1985-1986, les revenus provenant des adultes hébergés ont quintuplé, passant de 53 millions de dollars à 262 millions. FUGÈRE, D. et R. CÔTÉ. Mars 1988, p. 91.

30. FUGÈRE, D. et R. CÔTÉ. 1988, p. 91.

31. STATISTIQUE CANADA. *Dépenses des familles au Canada*, microfiches.

32. Compilations spéciales de l'enquête Santé Québec, 1987.

33. Les personnes bénéficiant du programme d'assurance-médicaments (personnes âgées et bénéficiaires d'aide sociale) ou d'assurance-maladie (bénéficiaires d'aide sociale) ou de tout autre programme sélectif doivent inscrire les montants en cause dans leur revenu.

34. ASSOCIATION CANADIENNE DES COMPAGNIES D'ASSURANCES DE PERSONNES INC. *Fait sur les assurances de personnes au Canada*, 1987.

35. Cette donnée ne concerne que les institutions publiques ou privées conventionnées. Tirée de : *Sommaire des rapports financiers des établissements*, MSSS, 1987.

36. Dépliant de CENTRAIDE CANADA sur les résultats des campagnes de 1987.

37. THERRIEN, R. 1987, 109 p.

38. La forme féminine désigne, lorsqu'il y a lieu, aussi bien les hommes que les femmes.

39. «EUGÉNIA S. CARPENTER (1980) a justement produit une étude sur cette importante responsabilité concernant la santé des enfants, une tâche presque exclusivement féminine. En particulier, elle évalue que les enfants de moins de 5 ans font en moyenne 5,3 visites par an chez le médecin; incluant le déplacement, l'attente et le traitement, la durée de chaque visite est de une heure trente-cinq.» dans: BELISLE, D. «Temps et tant» dans *Du travail et de l'amour. Les dessous de la production domestique*, Éditions St-Martin, Montréal, 1988, p. 135-181.

40. PONTBRIAND, M.-T. Septembre 1983, chapitre 2.
    RHEAULT, S. Janvier 1985, 46 p.

41. L'enquête de budget-temps de WALKER et WOODS (1976) nous donne la proportion du temps de travail domestique alloué aux soins physiques et à l'éducation. Pour les hommes et les femmes, on obtient une proportion de 0,242 lorsque la femme demeure à la maison et de 0,13 lorsque la femme est active sur le marché du travail. En pondérant par le taux d'activité des femmes, on obtient une proportion totale de 0,18.
    MARIE-THÉRÈSE PONTBRIAND (1983) a évalué, avec la méthode du coût de remplacement, que le travail domestique correspondait à 37,1 % du PNB (hypothèse de productivité croissante). En appliquant la proportion obtenue précédemment, on obtient que le travail domestique relié à la santé et à l'adaptation sociale s'élève à 6,7 % du PIB québécois. Le PIB québécois pour 1987-1988 (139,55 milliards) provient de CÔTÉ, R. 1989.

42. Voir note précédente.

43. STATISTIQUE CANADA. *Donner sans compter : les bénévoles au Canada*, cat. 71-535, août 1989, n° 4.

44. Les heures totales s'élèvent au Canada à plus de un milliard. De ce nombre, 8,5 % ont été allouées à la santé, 9,4 % aux services sociaux et 5,7 % aux organismes d'intérêt social et public. La rémunération horaire moyenne est celle des salariés payés à l'heure pour août 1988. La rémunération inclut les heures supplémentaires (13,35 $). La donnée provient de la revue *Le marché du travail*, décembre 1988.

45. BEAUSOLEIL, J. *et al.* 1988, p. 20.

46. *Ibid.*, p. 84.

47. GOUVERNEMENT DU QUÉBEC, ministère des Finances. *Discours sur le budget 1986-1987*, 1er mai 1986.

48. COMMISSION ROCHON. 1987, p. 357.

49. CPQ. Vol. 19, n° 200, septembre 1988. Tiré de la revue *L'Avenir*, octobre 1988, p. 51.

50. « À titre d'exemple, la société Chrysler a estimé récemment que les prestations d'assurance-maladie versées aux employés représentent environ 600 $ du coût de chaque nouvelle voiture.» dans EVANS, R. 1987, p. 142.

51. CONTANDRIOPOULOS, A.P. *et al.* 1987a, p. 29.

CHAPITRE 3

Les contraintes financières et budgétaires au financement des services de santé et d'adaptation sociale

A u chapitre précédent, nous avons décrit le partage actuel des dépenses en matière de santé et d'adaptation sociale entre les particuliers, les entreprises et les deux ordres de gouvernement, fédéral et provincial. Ce partage du financement, tout comme la somme d'argent totale allouée à la santé et à l'adaptation sociale, pourrait toutefois se modifier passablement. Afin de voir les directions possibles, l'analyse des contraintes actuelles s'impose.

D'abord, nous verrons, tant au gouvernement fédéral que provincial, les possibilités futures d'une augmentation des dépenses gouvernementales. En deuxième lieu, nous examinerons d'où proviennent les pressions sur les coûts du système de santé et d'adaptation sociale. Finalement, nous analyserons les capacités financières des ménages et des entreprises afin de voir s'il y a là des sources potentielles de revenus pour le financement des services. En effet, une baisse des revenus disponibles des ménages ou de la rentabilité des entreprises ne saurait constituer une situation propice à une augmentation des impôts ou taxes ou encore des dépenses privées.

3.1
LES CONTRAINTES FINANCIÈRES
DES GOUVERNEMENTS

Sur la scène fédérale comme provinciale, le mot déficit semble être un mot à bannir du vocabulaire politique. Or, « un déficit n'est ni bon ni mauvais en soi. Tout dépend à quoi sert celui-ci et de quoi il est l'instrument. Le problème de l'économie canadienne, c'est qu'elle ne va nulle part »[1].

Le déficit est devenu pour nos gouvernements une véritable plaie sociale, créant par son importance de nombreuses distorsions dans l'économie. La volonté de réduire ou de stabiliser le déficit fait maintenant partie des principaux enjeux politiques. Comme nous le verrons, l'ampleur des sommes en jeu ne peut laisser personne indifférent. Des choix politiques doivent donc être faits. Mais rares sont ceux et celles qui veulent en assumer le fardeau.

Afin de bien saisir ces choix, une présentation de données chronologiques s'impose. Pour chacun des gouvernements, québécois et canadien, les données sur l'évolution des recettes, des dépenses et des déficits seront présentées. Pour faciliter les comparaisons, nous avons utilisé, dans la mesure du possible, les mêmes concepts.

Le gouvernement fédéral

De 16,5 milliards de dollars en 1971-1972, les recettes gouvernementales atteindront 120,8 milliards en 1990-1991, selon les prévisions économiques du ministère des Finances. Il s'agit d'une augmentation annuelle moyenne de 33,2 %. Pour la même période, les dépenses ont progressé de 18 à 148,8 milliards de dollars, soit une moyenne annuelle de 38,1 %. Soulignons que ces données sont exprimées en dollars courants et non pas en dollars constants.

L'écart entre les dépenses et les recettes n'a nullement cessé de croître durant ces années. L'année 1975-1976 a été celle qui a amorcé nettement cet écart, l'année 1982-1983 l'a fait s'accroître davantage. En 1987-1988, l'écart se réduit sensiblement. On constate, depuis cette date, que les recettes deviennent supérieures aux dépenses, ces dernières excluant les frais du service de la dette (graphique 1). Ainsi, les recettes gouvernementales suffisent depuis 1987-1988 à payer les dépenses gouvernementales de l'année en cours lorsqu'on exclut celles qui se rapportent au service de la dette. En l'absence d'une dette accumulée, nous aurions donc observé un surplus budgétaire. Nous constatons également un écart grandissant, depuis cette même année, entre les deux niveaux de dépenses, un sans les services de la dette, l'autre les incluant. En effet, les frais du service de la dette accaparent un pourcentage croissant des dépenses gouvernementales.

• **Les recettes gouvernementales**

L'impôt sur le revenu des particuliers constitue la principale source de financement ; elle représente, en moyenne, pour la période de 1971-1972 à 1990-1991, un peu plus des 2/5 des revenus gouvernementaux. Durant la décennie 1970, la part relative de l'impôt des particuliers sur l'ensemble des revenus gouvernementaux a régressé, passant de 43,8 % en 1971-1972 à 40,1 %, dix ans plus tard. Depuis lors, on observe une hausse de cette importance relative ; en 1990-1991, l'impôt des particuliers devrait représenter 45,6 % des revenus.

GRAPHIQUE 1
Recettes et dépenses budgétaires
Gouvernement fédéral

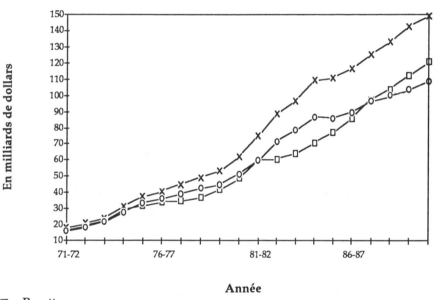

Année

□ Recettes
✕ Dépenses
o Dépenses nettes (dépenses moins les frais du service de la dette)

Source : CONSEIL DES AFFAIRES SOCIALES. Données tirées de : Gouvernement fédéral, ministère des Finances, *Le plan financier*, 27 avril 1989.

Quant à l'impôt des sociétés, la décennie 1980 se démarque de la précédente par l'importance moindre de cet impôt dans les revenus gouvernementaux. En 1971-1972, 14,5 % des revenus gouvernementaux provenaient de l'impôt des sociétés ; en 1981-1982, cette part baisse à 13,5 %, son plus bas niveau depuis dix ans ; en 1990-1991, l'impôt des sociétés ne représentera que 12,1 % des recettes gouvernementales. Aussi, les taxes de vente et d'accise comme source de revenus ont progressivement perdu de l'importance entre les années 1971-1972 et 1983-1984. Depuis lors, on observe une hausse de l'importance de cette forme de taxation. La réforme de la taxe sur les produits et services, proposée par le ministre des Finances Michael Wilson, devrait faire poursuivre la tendance observée depuis le milieu des années 1980.

Les cotisations d'assurance-chômage représentent une part croissante des revenus gouvernementaux. De 3,4 % en 1971-1972, ils sont de 7,9 % dix ans plus tard. En 1990-1991, on prévoit que ces cotisations atteindront 10,2 % des recettes gouvernementales.

TABLEAU 1
Répartition des recettes budgétaires selon diverses sources
Gouvernement fédéral, 1971-1972 à 1990-1991

	Impôt des particuliers %	Impôt des sociétés %	Taxes de vente et d'accise %	Cotisations d'assurance-chômage %	Autres %	Total %
1971-1972	43,8	14,5	28,1	3,4	10,1	100
1972-1973	43,9	15,3	27,6	3,9	9,3	100
1973-1974	41,3	16,6	27,2	4,5	10,4	100
1974-1975	40,2	16,6	23,5	5,4	14,3	100
1975-1976	40,3	18,2	21,1	6,5	14,0	100
1976-1977	42,7	15,6	21,5	7,2	13,0	100
1977-1978	40,5	15,3	23,4	7,3	13,4	100
1978-1979	39,8	15,3	24,0	7,5	13,3	100
1979-1980	40,1	16,6	21,6	6,6	15,1	100
1980-1981	40,7	16,6	20,8	6,8	15,2	100
1981-1982	40,1	13,5	18,9	7,9	19,6	100
1982-1983	43,4	11,8	17,5	8,1	19,2	100
1983-1984	42,0	11,3	18,8	11,3	16,6	100
1984-1985	41,3	13,2	19,3	10,7	15,5	100
1985-1986	43,0	12,0	21,0	11,3	12,7	100
1986-1987	44,2	11,5	22,2	11,1	10,9	100
1987-1988	46,3	11,2	20,9	10,7	11,0	100
1988-1989*	44,0	11,5	25,0	10,8	8,7	100
1989-1990**	44,9	12,2	25,6	9,5	7,8	100
1990-1991**	45,6	12,1	25,3	10,2	6,8	100

*   Estimation.
**   Prévision.
Source :   GOUVERNEMENT FÉDÉRAL. *Le plan financier*, 27 avril 1989.

• Les dépenses gouvernementales

Lorsqu'on examine l'évolution des dépenses budgétaires depuis 1971-1972, la part croissante des frais du service de la dette ressort très clairement[2]. De 11,7 % en 1971-1972, les frais représentent, dix ans plus tard, 20,2 % des dépenses budgétaires. On prévoit pour 1990-1991 que ces frais constitueront 26,8 % des dépenses. Les frais de la dette brute[3] s'élèvent à 2,2 % du PIB en 1971-1972. Or, selon les prévisions, ceux-ci représenteront environ 6 % du PIB en 1990-1991.

Les principaux transferts aux particuliers, comme les pensions de vieillesse, les allocations familiales, l'assurance-chômage, ont constitué durant les années 1970 et 1980, pas loin du quart des dépenses budgétaires. En 1977-1978, cette part a atteint le sommet de 26,1 % ; elle a décru cependant par la suite. La récession de 1982 a de nouveau provoqué une croissance de ces dépenses comparativement aux autres dépenses gouvernementales. Depuis lors, on constate une réduction de la part des dépenses gouvernementales consacrées aux transferts aux particuliers.

L'importance relative des transferts aux administrations provinciales a passablement fluctué durant cette période de 20 ans. Au début des années 1970, la part des dépenses qui est allouée aux transferts croît ; cette hausse se produit au moment où de nouveaux accords fiscaux entrent en action. On assiste à une nouvelle augmentation de cette part au milieu des années 1970 ; cette hausse s'inscrit dans la mise en œuvre de l'accord sur le financement des programmes établis (enseignement postsecondaire et santé). Depuis le début des années 1980, on observe une diminution constante de la part des dépenses gouvernementales consacrée aux transferts aux provinces. Pour le gouvernement du Québec, c'est à partir de l'année 1984-1985 que cette baisse des transferts conduit à des pertes substantielles de revenus.

Toutefois, en pourcentage du PIB, le montant total des transferts aux administrations provinciales s'est maintenu de façon assez stable au cours des années 1980. Seule la partie des transferts découlant du financement des programmes établis a diminué par rapport au PIB. Les sommes liées à la péréquation et au Régime d'assistance publique du Canada continuent de croître de façon régulière.

• **Les déficits**

Nous avons recensé pas moins de sept notions de déficits. Et chacune d'entre elles apporte un éclairage différent sur la provenance des déficits. Sans toutefois faire une analyse exhaustive des avantages et des inconvénients de chacune de ces notions, nous en utiliserons quelques-unes afin de donner une idée plus précise de l'origine des déficits.

Précédemment, nous avons présenté l'évolution des recettes et des dépenses budgétaires. Au graphique 1 apparaît clairement l'écart grandissant entre les recettes et les dépenses. Il s'agit du déficit budgétaire selon les comptes publics, c'est-à-dire la différence entre l'ensemble des recettes et l'ensemble des dépenses des ministères et organismes du gouvernement. Au graphique 2, nous pouvons voir l'évolution de ce déficit budgétaire par rapport au PIB. Jusqu'en 1978-1979, le déficit s'accroît. Celui-ci s'améliore jusqu'en 1981-1982, augmente fortement par la suite et atteint 8,6 % du PIB en 1984-1985. Depuis lors, le déficit ne cesse de diminuer. Le Conseil national du bien-être social a calculé l'évolution du déficit fédéral, en dollars constants de 1989. De 1984-1985 à 1990-1991, le déficit devrait décroître de 85,7 %, soit de 14,3 % par année[4].

GRAPHIQUE 2
Déficits budgétaires et besoins financiers
Gouvernement fédéral

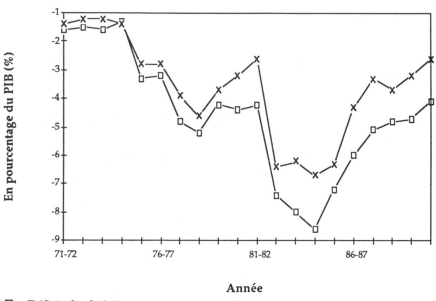

Année

☐ Déficits budgétaires
✗ Besoins financiers

Source : CONSEIL DES AFFAIRES SOCIALES. Données tirées de : Gouvernement du Canada, *Le plan financier*, 27 avril 1989.

Les besoins financiers sont composés du déficit des comptes publics auquel on soustrait ou additionne, selon le cas, les opérations non budgétaires. Ces dernières comportent l'acquisition d'avoirs financiers ou la création d'éléments du passif (par exemple, prêt à des sociétés d'État, compte en fidéicommis pour la caisse de retraite des fonctionnaires). Au cours de la période de 1971-1972 à 1990-1991, seule l'année 1974-1975 a donné lieu à des opérations non budgétaires déficitaires. Au graphique 2, on observe conséquemment que les besoins financiers sont moins importants que les déficits budgétaires, sauf en 1974-1975.

La notion de déficit primaire offre une perspective fort intéressante pour l'analyse économique et politique ; on l'obtient en excluant les frais du service de la dette. Or, si l'on veut stabiliser le ratio de la dette par rapport au PIB, donc maintenir la part de notre richesse collective allouée aux frais de la dette, il est nécessaire d'obtenir des déficits primaires positifs.

En utilisant ce concept, on constate que le gouvernement fédéral a connu des surplus de 1971-1972 à 1975-1976. Par la suite, des déficits primaires se sont succédé jusqu'en 1981-1982, année où un léger surplus a été enregistré. Signalons que ce surplus précède immédiatement la récession économique de 1982 alors que, avec la récession, les niveaux de déficits augmentent fortement. À partir de 1987-1988, le gouvernement fédéral enregistre de nouveau des surplus primaires.

À en croire cette donnée, le déficit gouvernemental est maintenant maîtrisé. Néanmoins, le fait qu'une part importante des recettes gouvernementales serve à payer le service de la dette demeure. Politiquement, ce phénomène constitue encore un débat de taille. Par ailleurs, quoique l'on constate une maîtrise du niveau de déficit, rien ne prédit qu'il en sera ainsi dans les années futures. En effet, compte tenu des sommes d'argent en jeu, le niveau du service de la dette est très sensible à toute hausse des taux d'intérêt. De plus, une conjoncture néfaste, qu'elle provienne de pressions internationales ou internes, augmenterait de nouveau la dette fédérale.

Les déficits des comptes nationaux diffèrent quelque peu de ceux des comptes publics. Essentiellement, le déficit des comptes nationaux tient compte de l'accroissement des obligations du gouvernement fédéral, en laissant toutefois de côté les transactions à caractère purement financier, transactions qui n'ont aucune incidence sur les obligations de l'État. Pour l'ensemble de la période visée, les déficits de l'administration fédérale, conformément aux comptes publics, sont plus élevés que ceux provenant des comptes nationaux.

TABLEAU 2
Comparaisons des soldes budgétaires du
secteur public, selon les comptes nationaux
1970-1990*

	En pourcentage du PIB ou du PNB						
Moyenne	**Canada**	**États-Unis**	**Royaume-Uni**	**France**	**Allemagne**	**Italie**	**Japon**
1970-1974	0,7	-0,6	-0,7	0,7	0,1	- 6,4	0,7
1975-1979	-2,4	-1,3	-4,2	-1,3	-3,3	-10,2	-4,1
1980-1984	-4,7	-2,5	-3,1	-2,1	-2,9	-10,7	-3,5
1985-1989**	-4,9	-2,5	-1,1	-2,3	-1,5	-10,8	-0,5

*   (-) indique un déficit.
**   Les données de l'année 1988 sont des estimations et celles de 1989, des prévisions.
Sources :   OCDE. *Perspectives économiques*, décembre 1988 ; DATA RESOURCES INCORPORATED et MINISTÈRE DES FINANCES DU CANADA.

Quant au déficit du secteur public, il inclut non seulement les déficits de l'administration fédérale mais également ceux des administrations provinciales, locales, hospitalières ainsi que des régimes de pensions du Canada et du régime de rentes du Québec. Cette donnée fournit une idée plus exacte de la participation de l'État dans l'économie que les seules données sur l'administration centrale. D'ailleurs, lors de comparaisons internationales, on utilise principalement les déficits de l'ensemble du secteur public.

Durant la période 1970-1974, quatre des sept grands pays de l'OCDE, dont le Canada, ont réalisé des surplus du solde budgétaire. Depuis, selon les estimations, seule l'Angleterre devait réaliser des surplus, et ce pour les seules années 1988 et 1989. Lors de la décennie 1980, le Canada arrive au deuxième rang relativement au montant du déficit par rapport au PNB, après l'Italie (tableau 2). Or, le Canada n'a pas connu durant cette même période des résultats plus médiocres que les autres pays au chapitre de l'inflation, de la croissance économique et de l'emploi[5]. Comme la conjoncture économique n'a pas été plus défavorable au Canada qu'ailleurs, on peut s'interroger sur l'origine des déficits plus élevés au Canada.

Finalement, les notions de déficit structurel[6] nous offrent une image de ce que serait le déficit s'il n'y avait pas d'influence conjoncturelle ou de chômage au-delà d'un seuil « acceptable ». Selon Wolfe[7], au cours des années 1975 à 1979, les déficits d'ordre conjoncturel n'ont pas été un facteur de premier ordre pour expliquer la croissance du déficit. Après 1981, les facteurs conjoncturels ont toutefois commencé à peser lourd. Selon ses propres évaluations, 60 % à 80 % du déficit de 1982 a été de nature conjoncturelle.

En retenant plus spécifiquement l'analyse du surplus budgétaire de plein-emploi, c'est-à-dire ce que serait le déficit ou le surplus budgétaire en présence de plein-emploi, nous obtenons des résultats quelque peu différents pour la période antérieure à la récession de 1982. En effet, selon Deblock et Van Schendel, « l'effet passif direct de la hausse du chômage à un taux supérieur à 4 %, couplé à l'effet financier des paiements d'intérêts consécutifs à ce haut taux de chômage, représenterait plus de 75 % du déficit fédéral cette seule année (1983). En moyenne, de 1975 à 1983, ces deux facteurs seraient, selon nos calculs, responsables de près de 85 % du déficit fédéral »[8].

Le gouvernement du Québec

En 1976-1977, les revenus budgétaires du gouvernement du Québec se chiffraient à 9,7 milliards de dollars. Douze ans plus tard, ceux-ci s'élèvent à près de 30 milliards de dollars : une hausse annuelle moyenne de 17 %. Les dépenses ont, durant cette même période, progressé en moyenne de 15,8 % par année.

Entre les années 1977-1978 et 1981-1982, l'écart entre les revenus et les dépenses budgétaires s'est élargi. Les années ultérieures ont donné cependant lieu à une certaine stabilité alors qu'en 1986-1987 s'amorce une réduction de cet écart. Lorsqu'on exclut des dépenses les sommes qui sont affectées au service de la dette[9], on observe que depuis 1985-1986 les revenus sont plus élevés que les dépenses pour chacune des années.

Malgré une croissance moyenne plus lente des dépenses par rapport aux revenus depuis 1976-1977, on observe malgré tout une augmentation de la dette gouvernementale. La raison est fort simple : les recettes demeurent inférieures aux dépenses pour l'ensemble de la période. En 1976-1977, cette dette est de 4,8 milliards de dollars ; en 1987-1988, elle s'élève à 30,2 milliards de dollars. Relativement au produit intérieur brut, la dette nette est passée de 9,8 % à 22,6 %[10].

TABLEAU 3
Répartition des recettes budgétaires
Québec, 1976-1977 à 1989-1990

	Impôt sur le revenu et les biens				Taxes à la consom- mation	Transferts fédéraux	Autres	Total
	Total	(1)	(2)	(3)			(4)	
	%	%	%	%	%	%	%	%
1976-1977	43,6	33,4	3,8	6,1	20,7	26,4	9,3	100
1977-1978	44,0	35,0	3,9	4,9	19,2	28,3	8,5	100
1978-1979	45,0	35,5	4,1	5,2	18,1	28,0	8,9	100
1979-1980	44,9	34,8	3,9	5,8	18,4	28,8	7,9	100
1980-1981	46,8	36,2	4,1	6,2	17,9	27,0	8,3	100
1981-1982	47,9	34,6	7,3	5,8	18,0	26,1	8,0	100
1982-1983	44,7	32,8	7,0	4,7	19,5	27,5	8,3	100
1983-1984	42,5	31,6	6,7	4,0	19,5	29,6	8,4	100
1984-1985	43,9	32,3	6,8	4,5	19,9	28,4	7,8	100
1985-1986	44,5	33,2	6,7	4,5	21,9	25,9	7,7	100
1986-1987	45,3	33,2	7,2	4,8	23,0	23,1	8,6	100
1987-1988	46,5	34,0	7,3	5,2	22,3	21,9	9,3	100
1988-1989*	46,2	33,7	7,2	5,3	22,4	21,6	9,8	100
1989-1990**	45,8	32,4	7,8	5,5	22,5	21,1	10,6	100

*   Données préliminaires.
**   Prévisions.
(1)   Impôt sur le revenu des particuliers.
(2)   Contribution des employeurs au fonds des services de santé.
(3)   Impôt des sociétés : comprend l'impôt sur les profits des sociétés, la taxe sur le capital et celle sur les primes qui en tient lieu pour les compagnies d'assurances.
(4)   Comprend les droits et permis, les revenus divers (vente de biens, intérêts et amendes) et les revenus provenant des sociétés d'État.
Source :   Gouvernement du Québec, ministère des Finances. *Discours sur le budget 1989-1990.*

• Les recettes gouvernementales

L'impôt sur le revenu et les biens constitue la principale source de revenus pour le gouvernement du Québec. De 1976-1977 à aujourd'hui, cette part a fluctué, à la hausse ou à la baisse. On n'observe aucune tendance dans un sens comme dans l'autre. L'impôt sur le revenu et les biens contribue ainsi, bon an mal an, à 45 % des revenus.

L'impôt sur le revenu et les biens comprend l'impôt des particuliers, les contributions des employeurs aux services de santé et l'impôt sur les sociétés. La part relative de chacune de ces sources parmi l'ensemble de l'impôt sur le revenu et les biens a toutefois connu certaines modifications. Ainsi, les contributions des employeurs au fonds des services de santé ont beaucoup augmenté en 1981-1982. Parallèlement toutefois, l'impôt sur le revenu des sociétés a pris une moindre importance. Ce transfert entre ces sources de financement découle directement des modifications apportées au régime fiscal québécois[11]. Au total, la contribution relative des employeurs a augmenté, quoique légèrement.

Environ un tiers des revenus gouvernementaux provient de l'impôt sur le revenu des particuliers. Quant aux transferts fédéraux, ils sont nettement à la baisse. Parallèlement à cette baisse des contributions fédérales, on observe cependant une hausse de l'importance des taxes à la consommation.

• **Les dépenses gouvernementales**

La décroissance des dépenses relativement à la production économique s'est amorcée en 1983-1984. Cette année-là, les dépenses représentent 25,7 % du PIB ; en 1988-1989, celles-ci comptent pour 21,8 % du PIB. Tout semble indiquer que cette décroissance se poursuivra au-delà de la présente année.

L'analyse du partage des dépenses entre les diverses missions a été effectuée au chapitre précédent. Il n'y a donc pas lieu de recommencer ici l'exercice. Rappelons toutefois que, pour l'ensemble de la période de 1979-1980 à 1988-1989, les dépenses pour la santé et l'adaptation sociale ont augmenté à un plus grand rythme que l'ensemble des dépenses budgétaires. Elles se sont également accrues plus rapidement que la richesse collective.

• **Les déficits**

Dans le cas du Québec, nous n'avons retenu que les notions de déficits selon les comptes publics car elles s'avèrent, selon nous, suffisamment concluantes pour notre analyse. D'abord, le déficit budgétaire par rapport au PIB augmente de 1977-1978 à 1980-1981 ; il diminue par la suite jusqu'en 1983-1984 et augmente fortement en 1984-1985. Depuis lors, on observe une diminution du déficit budgétaire par rapport à la croissance économique (graphique 3).

Les besoins financiers par rapport au PIB, rappelons-le, comprennent le déficit budgétaire auquel on ajoute ou soustrait, selon le cas, les opérations non budgétaires. Les besoins financiers ont connu de moins fortes fluctuations que les déficits budgétaires. Également, on observe pour la majeure partie de la période visée des besoins financiers plus faibles que les déficits budgétaires. Pour l'année 1988-1989, on prévoit des besoins financiers inférieurs à 1 % du PIB.

GRAPHIQUE 3
Déficits budgétaires et besoins financiers
Gouvernement du Québec

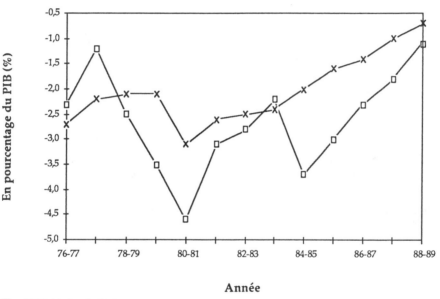

Année

☐   Déficits budgétaires
✕   Besoins financiers

Sources :   CONSEIL DES AFFAIRES SOCIALES. Données tirées de : Gouvernement du Québec, ministère des Finances. ***Budget 1989-1990 Discours sur le budget*** ; ***Rapport financier 1987-1988***, *États financiers du Québec*, 31 mars 1986. Calculs effectués par l'auteure.

Les déficits primaires excluent les frais du service de la dette. Ils permettent de montrer ce qu'auraient été les déficits budgétaires ou les besoins financiers en l'absence de dépenses pour assumer les frais de la dette[12].

En 1982-1983, le déficit primaire, estimé à partir des besoins financiers, représente en fait un surplus budgétaire. Cela signifie que depuis cette année financière, le gouvernement diminue le ratio de sa dette par rapport à la production économique. Lorsqu'on calcule le déficit primaire, cette fois à partir des déficits budgétaires, on obtient un surplus pour l'année 1983-1984 ainsi que pour les années ultérieures à 1985-1986.

Les débats politiques et économiques
sur le rôle et l'importance des déficits

Le déficit fluctue en réponse à diverses variations conjoncturelles : chômage, inflation, taux d'intérêt, revenus, etc. À titre d'exemple, toute diminution du taux d'intérêt de un point de pourcentage efface environ 1,6 milliard de dollars du déficit fédéral[13]. Une mauvaise conjoncture économique entraîne automatiquement une baisse des recettes gouvernementales. En effet, une baisse des salaires, des profits et du nombre d'emplois réduit l'assiette des revenus dans laquelle le gouvernement peut puiser. Parallèlement, l'augmentation du nombre de personnes en chômage, la réduction des revenus des ménages, l'augmentation des faillites des entreprises, etc., augmentent les dépenses gouvernementales. D'une part, les recettes diminuent et d'autre part, les dépenses augmentent. Le déficit a ainsi tendance à s'accroître de lui-même sans que de nouvelles mesures soient prises par les gouvernements.

En général, le déficit ou la partie du déficit qui découle de ces fluctuations conjoncturelles n'est pas très contesté. Il constitue pour plusieurs un mal nécessaire. La persistance de tels déficits est, par contre, sérieusement remise en cause. En effet, les politiques économiques et monétaires influent sur la conjoncture économique, conjoncture qui à son tour influe sur le déficit. Les politiques économiques et monétaires seraient donc, pour plusieurs, à l'origine des déficits. Aussi, d'aucuns mettent en doute les politiques fiscales utilisées pour réduire les déficits ; les iniquités qui en découlent seraient nombreuses.

Sur le plan fédéral, le déficit s'est accru à la suite de la récession de 1982. Mais, pour Deblock et Van Schendel, les interventions de nature restrictive qui ont eu cours durant la période de 1978 à 1981 ont contribué à la gravité de la récession et également à la détérioration ultérieure de la situation des finances publiques. Ainsi, « faute d'une intervention active de la part de l'État sur le plan de la restructuration et de la réorientation du développement, ce déficit, de conjoncturel qu'il peut être en situation de sous-emploi temporaire, ne peut que se transformer en déficit structurel, par le seul jeu de la relation qui unit les dépenses publiques et les recettes au niveau de l'activité économique »[14].

La politique monétaire restrictive du gouvernement fédéral influe directement sur le niveau du déficit actuel. D'abord, en privilégiant la lutte contre l'inflation au détriment de la lutte contre le chômage, le gouvernement maintient des taux d'intérêt élevés, ce qui en soi augmente la part des dépenses gouvernementales servant à financer la dette. De plus, la situation de chômage élevé a pour effet d'augmenter les dépenses en transferts gouvernementaux et de réduire les recettes provenant des contribuables.

Le gouvernement fédéral veut faire face aux pressions inflation-nistes qui proviendraient d'une surutilisation de la capacité de production. Or, cette situation existe principalement dans le sud de l'Ontario. Le gouvernement utilise ainsi une politique qui entraîne des effets à l'échelle canadienne pour résoudre un problème de nature régionale. Les disparités régionales ne peuvent que s'accroître.

Les politiques fiscales exacerbent la situation. Ainsi, l'instauration de nouveaux programmes en période d'expansion économique peut s'avérer fort coûteuse en période de déclin. Les évasions fiscales telles les exemptions à vie pour les gains de capital ont pour effet de réduire l'assiette des revenus qui sont imposables, tout comme la réduction des taux d'imposition pour les personnes à plus haut revenu et les divers abris fiscaux. De ce fait, « une partie non négligeable du déficit structurel peut s'expliquer par les modifications discrétionnaires de la charge fiscale adoptées depuis la réforme globale de 1971 »[15]. Ainsi, « selon les calculs effectués par le ministère des Finances, l'ensemble des mesures fiscales prises de 1972 à 1980 serait responsable d'une baisse dans les recettes fiscales équivalente à 3,4 points du rapport recettes/PIB »[16].

Les politiques fiscales canadiennes ne sont pas non plus sans conséquence pour des groupes particuliers de la population. Ainsi, le Conseil national du bien-être social a examiné l'effet de la hausse des impôts et des prestations fédérales pour enfants, tant sur le plan fédéral que provincial, pour les couples salariés ayant deux enfants, sur la période s'échelonnant de 1984 à 1991. Pour les petits salariés, la hausse des impôts est de 60,2 % ; pour les revenus moyens, elle est de 17,4 % ; pour les revenus élevés, on observe au contraire une diminution des impôts de 6,4 %. Quant aux prestations pour enfants, la hausse est de 14,5 % chez les assistés sociaux. Une baisse de 4,4 % et de 25,8 % respectivement est cependant observée chez les parents à faible et moyen revenus. Par ailleurs, la diminution des prestations est de 5,6 % chez les parents à revenu élevé[17].

La réforme fédérale de la taxe de vente entraîne également des iniquités. Déjà, le Conseil national du bien-être social a calculé l'effet des modifications apportées de 1985 à 1987 sur différentes échelles de revenu. La régressivité apparaît clairement[18]. L'application, en janvier 1991, de la nouvelle taxe sur les produits et les services, malgré les ajustements proposés, accroîtra la régressivité du régime fiscal canadien.

Plusieurs contestent également le fait que des gens à haut revenu et des entreprises rentables réussissent à se soustraire en partie ou totalement à leurs obligations fiscales. En utilisant des abris fiscaux, plus de la moitié des sociétés implantées au Canada n'ont pas payé d'impôt ces dernières années[19]. Environ 14 % des contribuables dont le revenu excède 150 000 $ avaient payé, en 1984, moins de 10 % de leur revenu en impôt fédéral[20]. En 1986-1987, selon le vérificateur général Kenneth Dye, le total des concessions fiscales s'élevait à 32 milliards de dollars[21]. Or, le déficit budgétaire pour cette même année est de 30,6 milliards de dollars.

Le gouvernement du Québec a, pour sa part, sensiblement réduit son déficit depuis quelques années. Le budget du 16 mai 1989 n'a que continué un mouvement déjà amorcé depuis cinq ans. Mais comme le stipule la Centrale des syndicats nationaux (CSN), le lien entre la réduction du déficit et une meilleure performance économique est loin d'être prouvé. Selon la CSN, « le désengagement de l'État québécois n'est pas responsable de cette forte croissance économique. C'est surtout la consommation des ménages qui a entraîné cette croissance, au prix toutefois d'une baisse drastique (sic) de l'épargne personnelle et d'une augmentation rapide de l'endettement ». Par ailleurs, la « réduction accélérée du déficit budgétaire au Québec s'est faite au détriment des services rendus à la population (restrictions budgétaires très fortes) et au détriment du fardeau fiscal de la classe moyenne du Québec »[22].

Le gouvernement actuel du Québec se targue d'avoir réussi « à assainir les finances publiques ». Et selon le ministre des Finances, « la remise en ordre des finances publiques est l'acquis le plus important qui permettra au Québec de faire face aux exigences du monde de demain »[23]. Pour parvenir à cette fin, le gouvernement a géré les dépenses gouvernementales, selon ses propres termes, de « façon extrêmement rigoureuse »[24] ; il a donc restreint le plus possible l'augmentation des dépenses gouvernementales.

Il a sensiblement réduit, par ses mesures discrétionnaires, les revenus qu'il peut percevoir. Lors du discours sur le budget de 1988-1989, le gouvernement rend compte de la réduction de ses revenus autonomes consécutive aux réductions d'impôt substantielles[25] accordées lors de ce budget. À cela s'ajoute le fait que les politiques budgétaires et monétaires canadiennes vont toutes les deux dans le sens d'une réduction des revenus autonomes du gouvernement du Québec pour les prochaines années[26].

Les politiques fiscales québécoises posent aussi des problèmes. Les abris fiscaux sont nombreux, et les réformes qui ont eu cours ces dernières années ont porté un dur coup à la progressivité de l'impôt sur le revenu. Tout comme le gouvernement fédéral, le gouvernement du Québec se tourne de plus en plus vers les taxes à la consommation. Or, ces taxes sont, par leur nature, régressives.

Pour le gouvernement du Québec, l'une des principales difficultés rencontrées dans son objectif d'assainissement des finances publiques concerne la réduction des transferts fédéraux. Les réductions fédérales apparaissent inappropriées puisque les transferts aux provinces ne sont pas la cause du déficit fédéral. En effet, les dépenses relatives aux transferts aux provinces sont demeurées très stables par rapport au PNB alors que les autres dépenses ont, au contraire, augmenté. En vertu de la loi, la péréquation et le financement des programmes établis sont soumis à des plafonds reliés au PNB. « Dans ces conditions, il est illogique qu'en vue de rationaliser ses dépenses le gouvernement fédéral s'attaque à un poste de dépenses dont il a la parfaite maîtrise. »[27] Par ailleurs, parallèlement à ces restrictions, « le ministre fédéral mettait en place une exemption progressive des gains de capital qui devrait priver le trésor fédéral de 1,4 milliard de dollars en 1990-1991, soit l'équivalent de 70 % des économies projetées dans des secteurs prioritaires comme la santé et l'enseignement postsecondaire »[28].

Derrière toutes les bonnes ou mauvaises raisons de réduire le déficit se profilent des divergences idéologiques. En effet, « le contraste entre les positions adoptées dans le débat actuel sur le déficit révèle que l'enjeu réel est le conflit idéologique au sujet de l'importance et du rôle que l'État doit avoir dans l'économie contemporaine »[29]. Les niveaux de déficits, quoique relativement élevés sur le plan fédéral, ne constituent donc pas le seul enjeu. Divers éléments militent en faveur de cette affirmation.

D'abord, une analyse internationale[30] montre qu'il n'y a pas de corrélation entre l'importance des dépenses publiques et le déficit mais qu'il en existe une entre les recettes fiscales et le déficit. Or, la réduction des recettes fiscales, et par voie de conséquence l'augmentation des déficits, est plus importante dans les pays où des gouvernements de droite ou du centre ont dominé la majeure partie de la période d'après-guerre. Cette situation s'explique par le fait que les gouvernements conservateurs hésitent à prélever des impôts sur le revenu et la richesse puisque ces impôts frappent plus lourdement leurs partisans aux revenus plus élevés.

Selon Wolfe[31], cette situation existerait également au Canada. Les organisations politiques ont, en effet, résisté aux augmentations du niveau réel d'imposition et ont fait concéder des avantages fiscaux aux entreprises privées et aux contribuables fortunés. « C'est là que l'on retrouve l'origine politique de l'élément structurel du déficit. » Le gouvernement du Québec n'échappe pas non plus à ce constat.

Par ailleurs, le problème du déficit n'est pas insoluble. On a vu que pour la seule année 1985-1986, l'abolition des abris fiscaux aurait annulé complètement le déficit fédéral. Un surplus en aurait même découlé. La faiblesse d'une politique keynésienne de stabilisation économique, dans un contexte inflationniste, a également contribué à la remise en question de l'intervention de l'État dans l'économie. Toutefois, alors que ceux et celles qui défendent le rôle de l'État essaient de trouver ou proposent des modifications structurelles afin d'améliorer la situation et cherchent également à trouver des correctifs aux politiques keynésiennes, les plus conservateurs suggèrent un retrait très important de l'État dans l'économie. Pour ces derniers, le discours sur l'élimination du déficit n'est donc qu'accessoire.

Finalement, des choix sont effectués par les gouvernements. Par exemple, lors de son dernier budget, le gouvernement fédéral a augmenté la surtaxe des particuliers. La réforme de la taxe de vente, en vigueur à partir de janvier 1991, augmentera dans les années à venir les recettes gouvernementales. Parallèlement, des restrictions budgétaires sont faites. Or, les choix réalisés soulèvent de nombreuses iniquités puisque les personnes à haut revenu en sortent le plus souvent gagnantes. Également, on constate encore que certaines entreprises rentables et certains individus à haut revenu se soustraient, en partie ou totalement, au fisc.

3.2
LES COÛTS

Dans cette section, il sera question de l'évolution des coûts en matière de santé et d'adaptation sociale. Seules les dépenses financières sont considérées. Les pertes de production et de revenu engendrées par la maladie et les problèmes sociaux, quoique importantes, ne sont pas prises en considération dans notre analyse. Soulignons cependant qu'une évaluation faite par Camirand[32] nous permet d'avancer que, en 1985, aux 9,9 milliards de dollars au chapitre des services de santé, il faudrait ajouter 7,6 milliards de dollars pour tenir compte des pertes de production occasionnées par la maladie (mortalité et restriction permanente d'activités)[33].

Dans un premier temps, nous présenterons des données générales sur l'évolution des coûts. Une comparaison entre leur évolution aux États-Unis et au Canada sera faite. Nous examinerons par la suite les divers facteurs d'accroissement des coûts à l'égard, entre autres, des services médicaux, hospitaliers, sociaux et de réadaptation.

Bilan général

Les dépenses privées et publiques dans le domaine de la santé se chiffrent, en 1985, à 9,9 milliards de dollars, soit environ 1 520 $ par personne. Relativement à la production économique, les dépenses totales de ce domaine s'élèvent à 9,1 %. En 1977, les dépenses totales étaient par ailleurs de 4,1 milliards de dollars et de 653 $ par personne ; ces dépenses constituaient 7,9 % du PIB[34]. Toutefois, si on corrige par l'indice des prix à la consommation, l'indice de la richesse collective et l'augmentation de la population afin de mesurer l'effort financier réel, les décennies 1970 et 1980 ont été marquées par une relative stabilité dans les dépenses. « Cela signifie que chaque Québécois, en moyenne, lorsque l'on maintient constant son pouvoir d'achat, consacre chaque année un montant à peu près équivalent (1 100 $ en dollars de 1981) pour les services de santé depuis 1971. »[35]

Depuis 1960, on observe quatre périodes distinctes dans l'évolution des coûts. D'abord, de 1960 à 1971, c'est la mise en place du système actuel. La croissance annuelle moyenne de la part des dépenses du secteur de la santé dans le PIB s'élève alors à 4,1 %. Par contre, la période de 1971 à 1979 apparaît marquée par le contrôle des systèmes ; les coûts évoluent au même rythme que le PIB. Durant la période de 1979 à 1982, la part des dépenses en matière de santé dans le PIB augmente de 3,86 % en moyenne. Le relâchement des contrôles serait à l'origine de cette augmentation. La récession économique a par ailleurs augmenté artificiellement la part du PIB consacrée au secteur de la santé, par la seule réduction du PIB. Finalement, on observe, pour la période de 1982 à 1985, une nouvelle phase de contrôle des coûts. Elle apparaît moins forte cependant que durant la période de 1971 à 1979[36].

TABLEAU 4
Taux de croissance annuel moyen des dépenses budgétaires
en matière de santé et d'adaptation sociale par secteur
Québec, 1977-1978 à 1985-1986

	Prévention et amélioration %	Recouvrement de la santé %	Réadaptation sociale %	Total %
Dépenses nominales	12,30	10,20	10,70	10,60
IPC	8,26	8,26	8,26	8,26
Dépenses moins inflation	3,70	1,80	2,30	2,20
Prix relatif	0,90	0,90	0,90	0,90
Dépenses réelles	2,80	0,90	1,40	1,30
Facteurs démographiques	0,70	0,70	0,70	0,70
Dépenses réelles par personne	2,10	0,20	0,70	0,60

Source :   Commission Rochon. 1988, tableau 18, p. 337.

Quant aux dépenses publiques québécoises en matière de santé et d'adaptation sociale, les dépenses totales s'élèvent, en 1988-1989, à 9,6 milliards de dollars, soit 1 444 $ par personne[37]. Dans une analyse plus détaillée réalisée dans le cadre des travaux de la Commission Rochon (tableau 4), on distingue les augmentations brutes de celles qui sont relatives aux facteurs démographiques et aux prix, et ce pour la période s'échelonnant de 1977-1978 à 1985-1986. D'abord, les dépenses totales ou nominales dans le domaine de la santé et de l'adaptation sociale ont progressé, en moyenne, de 10,6 % par année. Les dépenses nominales en matière de prévention et d'amélioration[38] ont progressé davantage, soit de 12,3 %, alors que les dépenses pour le recouvrement de la santé[39] et pour la réadaptation sociale[40] ont connu des augmentations plus lentes, soit respectivement de 10,2 % et 10,7 % par année. Lorsque l'on corrige ces données pour obtenir les dépenses réelles, c'est-à-dire en excluant la hausse des prix, les dépenses se sont élevées respectivement de 2,8 %, 0,9 % et 1,4 % par année. Ainsi, près de 90 % de la hausse des dépenses nominales correspond uniquement à un effet-prix. Finalement, on observe que plus de la moitié de la hausse des dépenses réelles dans les secteurs du recouvrement de la santé et de la réadaptation sociale provient de l'augmentation de la population québécoise.

Comparaisons des coûts : Québec, Canada, États-Unis

En 1985, chaque Américain et Américaine dépensait en moyenne 1 710 $ pour les services de santé. Si ces services avaient connu une croissance de coûts identique à celle du Canada depuis 1971, ce sont des dépenses moyennes de 1 362 $ que l'on aurait observées, soit 20 % de moins[41]. Or, cette croissance plus lente des dépenses au Canada s'est faite dans un contexte où, contrairement aux États-Unis, les services médicaux et hospitaliers sont accessibles à toute la population, sans égard au revenu.

Les écarts observés concernant les frais administratifs, les services hospitaliers et les services médicaux expliquent les différences de coûts entre le Canada et les États-Unis. En 1985, ces trois éléments comptaient respectivement pour 0,59 %, 4,18 % et 2,07 % du PNB américain alors que, au Canada, ces mêmes facteurs accaparaient 0,11 %, 3,48 % et 1,35 % du PNB canadien[42].

D'abord, le régime universel d'assurance-maladie se révèle beaucoup moins coûteux à administrer que le régime américain où se côtoient les compagnies d'assurances privées et les régimes publics exclusifs aux clientèles défavorisées. En 1985, alors que chaque Américain et Américaine devait allouer 95 $ aux frais administratifs, chaque Canadien et Canadienne y allouait 21 $, et ce dans les monnaies respectives.

Alors que l'on observe un taux d'hospitalisation et une durée moyenne de séjour plus élevés au Canada, les coûts des services hospitaliers sont néanmoins plus faibles. L'attribution d'un budget global aux institutions, par l'intermédiaire d'un organisme central, permet un plus grand contrôle des coûts au Canada. Le monopole exercé par les gouvernements provinciaux dans le paiement des dépenses institutionnelles facilite, en effet, le contrôle des coûts globaux. Également, les mécanismes de prépaiement et d'autorisation des dépenses d'immobilisation limitent a priori, quoique pas complètement, les dépenses pouvant ultérieurement être engagées. Mais par-dessus tout, c'est le volume plus faible de services par patient qui explique la différence de coûts. Aux États-Unis, les services hospitaliers servent davantage aux soins de courte durée et sont à haute intensité technologique alors que, au Canada, on retrouve davantage de soins chroniques, en raison notamment du taux d'hospitalisation plus élevé des personnes âgées. Or, les soins de nature chronique entraînent relativement moins d'interventions médicales.

Finalement, les services médicaux sont également moins dispendieux au Canada, en raison de tarifs plus faibles. Par contre, au Canada, alors que les tarifs sont négociés et imposés de façon centrale, il y a fort peu de contrôle sur les actes effectués par les médecins. Aux États-Unis, les divers organismes payeurs cherchent à contrôler directement les actes posés. Ainsi, les médecins ont une plus grande liberté de manœuvre au Canada qu'aux États-Unis même si leurs tarifs ne sont pas soumis à la concurrence.

Tout comme pour les services hospitaliers, le monopole exercé par les gouvernements provinciaux dans le paiement des services facilite le contrôle des tarifs. Au Canada, contrairement aux États-Unis, l'État négocie directement les tarifs avec les corporations professionnelles. Signalons que dans les deux pays, on constate un surplus de médecins. Or, aux États-Unis, malgré la concurrence qui a cours dans la détermination des tarifs, le surplus des médecins n'a pas entraîné une baisse des tarifs, au contraire. Les déséquilibres d'information entre les médecins et la population expliquent l'absence d'ajustement dans les tarifs.

Comparativement à la moyenne des provinces canadiennes, le coût par personne des services de santé au Québec est plus faible, et ce depuis 1960. Par ordre de coûts les plus faibles, le Québec se situait au 3e rang en 1960, au 6e en 1970 et finalement au 5e rang en 1980 et en 1985[43]. Les coûts des services hospitaliers sont, par contre, plus élevés au Québec, en raison notamment du plus fort taux d'institutionnalisation. En 1982, le Québec connaissait les coûts les plus élevés parmi toutes les provinces. D'autre part, les coûts des services médicaux sont de beaucoup inférieurs à la moyenne canadienne[44]. Les contrôles sur l'évolution des revenus des médecins sont plus contraignants au Québec.

Les services médicaux

• Les effectifs

Il est généralement reconnu que le nombre de professionnels et de professionnelles de la santé, et principalement de médecins, influe directement sur les coûts du système. Plus ils sont nombreux, plus les coûts seront élevés, non seulement pour les services médicaux mais également pour les services hospitaliers et pharmaceutiques. Cet effet de multiplication sur les coûts s'avère très important. Selon une analyse effectuée par le gouvernement fédéral, chaque médecin générerait des coûts annuels de 500 000 $ pour le service dans le domaine de la santé au Canada[45]. En Ontario, une somme moyenne de 300 000 $ a été avancée pour le début des années 1980[46].

Or, au Québec, entre 1971 et 1985, alors que la population s'est accrue de seulement 0,65 % par année, le nombre de médecins a augmenté de 3,7 % par année. C'est durant la période de 1971 à 1976 que la croissance du nombre de médecins a été la plus élevée, soit 6,3 % par année. Cependant dès 1976, des mesures de contingentement à l'égard des postes de résidents et résidentes sont imposées aux facultés de médecine québécoises. La réduction du nombre total d'admissions entre en vigueur en 1983. Malgré ces mesures, entre les années 1981 et 1985, la croissance annuelle de 1,7 % du nombre de médecins demeure toutefois supérieure à la croissance de la population qui est de 0,61 %[47].

En 1982, le Comité consultatif fédéral-provincial-territorial de la main-d'œuvre dans le domaine de la santé a fait une évaluation du nombre de médecins. Il a conclu à un excédent global de 2,2 % en 1980 et de 12 % pour l'an 2000[48]. Considérant que le Québec possède un nombre relativement plus élevé de médecins par personne que la moyenne des provinces canadiennes[49], nous pouvons aisément conclure à un excédent de médecins au Québec.

• La rémunération

Les médecins et les chirurgiens viennent, en 1985, en tête de liste des dix professions les mieux rémunérées au Canada. Leur revenu moyen d'emploi s'élève à 85 023 $ alors que le salaire moyen de l'ensemble des travailleurs et travailleuses à plein temps est de 26 888 $[50]. Cet écart de revenus n'est cependant pas nouveau. Les salaires des médecins et des dentistes ont augmenté plus fortement que ceux des avocats et avocates, des comptables ou d'autres professions libérales durant la période de 1946 à 1981 au Canada. « Naturellement, les professions qui requièrent une longue formation et de longues heures exigent en compensation de plus hauts revenus. Cependant, la plupart des études sur les gains salariaux du personnel de la santé indiquent qu'il y a surcompensation. »[51] (Traduction libre.)

Comparativement aux autres provinces, les revenus nets avant impôt des médecins non salariés sont en moyenne plus faibles au Québec que depuis le début des années 1950, sauf durant la décennie 1970[52].

Le mode de rémunération des médecins est particulier. La majorité d'entre eux, 79,5 % en 1987[53], sont rémunérés à l'acte. Les autres reçoivent une rémunération sous forme de salaire ou à vacation[54]. À l'exception des psychiatres et des hématologues, tous les médecins spécialistes utilisent majoritairement la rémunération à l'acte. Pour les spécialités de laboratoire, on utilise majoritairement le paiement à l'acte ou à l'unité.

Le mode de rémunération à l'acte fait en sorte que le revenu total des médecins se compose de trois éléments distincts : les tarifs, le nombre d'actes et le type d'acte. Le médecin peut ainsi augmenter son revenu même si les tarifs sont fixes, en choisissant des actes plus rémunérateurs ou en augmentant la fréquence des actes effectués. Le Comité Hould sur la rémunération avait recommandé en 1980 d'abandonner le paiement à l'acte car il serait incompatible avec les finalités du système sociosanitaire. Comme on l'a fait observer au ministère des Finances, il s'est produit, à l'intérieur de la pratique médicale, un glissement significatif en faveur des actes médicaux les plus dispendieux[55]. La multiplication des actes constitue une autre distorsion de ce mode de rémunération. Ainsi, de 1970 à 1983, le tiers de la hausse des dépenses en services médicaux au Québec provient de l'augmentation de la quantité de services dispensés par médecin. Or, cette hausse ne représente que 15 % de l'augmentation en Ontario et 8 % en Colombie-Britannique[56]. Les hausses de tarif plus élevées dans ces provinces expliqueraient la plus faible augmentation de la quantité de services.

Néanmoins, les gouvernements visent par des objectifs tarifaires, à contrôler le revenu total moyen des médecins. Ces contrôles sont plus contraignants au Québec. En effet, le Québec est la seule province qui applique un mécanisme permettant de contrôler non seulement les sommes dévolues à l'ensemble des médecins (omnipraticiens et spécialistes), mais également les revenus individuels. Ces objectifs tarifaires consistent à déterminer, chaque année, un revenu moyen brut puis à ajuster les hausses de tarifs de telle façon que cet objectif ne soit pas dépassé. Pour les médecins omnipraticiens s'ajoute une mesure de plafonnement trimestriel. Lorsque le revenu maximal est atteint, les médecins ne peuvent que percevoir 25 % des tarifs négociés. Cette mesure a effectivement réussi à contrôler les coûts[57].

Contrairement à ceux des autres provinces, les médecins du Québec ont accepté de se soumettre à des contrôles de revenus individuels. Lomas *et al.* donnent comme raisons à cette situation particulière la barrière linguistique et la culture politique plus interventionniste au Québec. Ils soulignent les intérêts politiques que retirent les médecins eux-mêmes. Les médecins ne veulent pas de processus réglementaire dont le but serait de contrôler les actes effectués. Ils préfèrent établir des maximums de revenus à atteindre que de voir remettre en question leur pratique. Ce sont les omnipraticiens eux-mêmes qui ont demandé un plafond individuel. Le gouvernement a uniquement acquiescé à leur demande[58].

• **La concurrence**

Actuellement, la diversification professionnelle se révèle importante. Par contre, elle s'est surtout faite dans les hôpitaux ; dans la pratique privée, il n'en est pas de même. Comme le souligne Evans[59], on constate une croissance relativement lente du nombre et de la capacité d'entreprises professionnelles qui utilisent des substituts au médecin. Par exemple, peu de cliniques médicales privées utilisent des infirmières cliniciennes. Ce phénomène contraste avec l'expansion rapide du nombre de professions dans les hôpitaux. Or, ces nouvelles professions ont quelque chose en commun : elles augmentent la capacité des médecins à servir les patients et à facturer.

Les médecins, en plus de chercher à limiter le nombre des professions qui peuvent les concurrencer dans certains domaines (acupuncteur et acupunctrice, naturopathe, sage-femme), visent à restreindre le champ de pratique des professions qui sont actuellement reconnues. Ainsi d'une part, on paie plus cher certains services qui peuvent être fournis par des personnes qui possèdent déjà les compétences voulues et d'autre part, on restreint la pratique des intervenants et intervenantes dont les coûts sont plus faibles, en raison de la nature même de leur intervention.

Les services hospitaliers

• Les coûts de fonctionnement

De 1975 à 1984, la croissance moyenne des coûts de fonctionnement de l'ensemble du secteur hospitalier du Québec s'élève à 12,4 % par année. Les deux tiers de cette hausse proviennent de l'augmentation générale des prix. L'augmentation de la quantité de services et de ressources par patient explique un quart de la hausse. Par ailleurs, le nombre d'admissions est en baisse. Les mécanismes pour contrôler les coûts sont, pour les services hospitaliers, principalement attribuables aux contraintes sur le volume des services.

Barer et Evans[60] ont montré que les coûts journaliers par patient dans les centres hospitaliers du Québec diminuent comparativement à ceux de la moyenne canadienne depuis 1977-1978. En 1982-1983, ils étaient de 11 % inférieurs aux coûts moyens au Canada.

• L'hospitalisation

Le nombre de journées d'hospitalisation pour 1 000 personnes s'élève, en 1982-1983, à 1 826,5 au Canada, à 1 729,7 en Ontario et à 1 910 au Québec[61]. Ce nombre était de 1 405 journées en 1961 au Québec. Or, parallèlement, on observe une diminution du taux d'hospitalisation au Québec.

La quantité journalière de services hospitaliers diminue au Québec alors qu'elle s'accroît au Canada et en Ontario. En 1982-1983, l'indice d'utilisation est de 96,60 au Québec, de 122,9 au Canada et de 128,6 en Ontario. Cet indice renvoie à l'année 1971 où chacune des provinces et le Canada possèdent la cote 100. Durant la période de 1976 à 1981-1982, le Québec est la seule province où l'on a enregistré une baisse de la quantité de services. Soulignons toutefois que Barer et Evans ont émis certaines réserves sur la validité des données relativement à cette réduction au Québec[62]. Les reclassifications institutionnelles et des différences dans la compilation des données sur les salaires peuvent être à l'origine de ce résultat.

• Le nombre de lits

La disponibilité de lits dans les centres hospitaliers indique combien de personnes pourront potentiellement y être admises. Plus le nombre de lits est élevé et plus nous devons nous attendre à un nombre élevé de personnes hospitalisées, toutes choses étant égales d'ailleurs. « La propension d'un médecin à hospitaliser ses patients reflète en partie l'élasticité de l'offre de lits d'hôpitaux. »[63]

En 1982-1983, le Québec possède 6,35 lits par 1 000 personnes, excluant les lits des institutions psychiatriques et fédérales, soit 2,9 % de plus que la moyenne canadienne. Or, durant la période de 1947 à 1977-1978, le Québec avait, au contraire, un nombre relativement moins élevé de lits. Ce revirement, à partir de 1976, s'explique par la croissance plus rapide du nombre de lits relativement à l'augmentation de la population. Or, dans l'ensemble des autres provinces, on a, au contraire, observé une diminution du nombre de lits[64].

D'autre part, le nombre de lits a crû moins rapidement que le nombre de médecins. Ce phénomène a été plus marqué au Québec que dans les autres provinces pour l'ensemble de la période de 1960 à 1982-1983, sauf à Terre-Neuve et à l'Île-du-Prince-Édouard[65]. Cette baisse du nombre de lits par rapport au nombre de médecins réduit indirectement le pouvoir financier des médecins puisqu'ils ont à leur portée un nombre de plus en plus restreint de lits à leur disposition, donc de patients hospitalisés. Et comme le signale la Commission Rochon, « il n'est donc pas étonnant que certains médecins et en particulier les chirurgiens perçoivent le secteur hospitalier comme sous-financé »[66].

Cette situation montre également qu'en l'absence de contrôle sur le nombre des médecins, lequel reflète partiellement les décisions prises par les écoles médicales, les provinces ont cherché à court terme à se concentrer sur le secteur institutionnel[67]. Les goulots d'étranglement, tels l'engorgement des urgences et les listes d'attente pour les chirurgies électives, en sont les conséquences.

• Les salaires du personnel hospitalier

Les salaires du personnel hospitalier ont connu au Québec une croissance plus élevée qu'en Ontario et au Canada durant la période de 1975 à 1981 (tableau 5). Par contre, le Québec est la seule province où l'on observe une diminution réelle des salaires en 1983. Alors que les salaires du personnel hospitalier étaient plus élevés au Québec qu'en Ontario et au Canada, la diminution de 1983 a fait chuter les salaires des Québécois et Québécoises au-dessous des salaires des Ontariens et Ontariennes et des Canadiens et Canadiennes en général.

Comparativement aux salaires industriels moyens de chaque province, les salaires du personnel hospitalier ont connu, depuis les années 1970, des gains significatifs. Au Québec, cependant, ces gains ont été plus faibles que dans la majorité des autres provinces canadiennes. En 1982, les salaires du personnel hospitalier sont de 20,3 % plus élévés que le salaire industriel moyen ; en Ontario, ce pourcentage est de 28,4 % et au Canada, de 23,7 %. L'année suivante, on observe une diminution des gains relatifs du personnel hospitalier dans quatre provinces. C'est au Québec que les pertes ont été les plus importantes ; de 20,3 % plus élevés en 1982, les salaires du personnel hospitalier ne sont plus que de 11,3 % plus élevés que le salaire industriel moyen en 1983[68].

TABLEAU 5
Salaires relatifs du personnel hospitalier
Québec, Ontario, Canada, 1970 à 1983

Indice comparé des salaires du personnel hospitalier (Canada, 1971=100)			
	Canada	Québec	Ontario
1970	92,56	93,88	93,93
1975	177,04	176,91	184,92
1980	269,79	282,30	264,38
1981	307,14	325,76	296,04
1982	351,27	368,01	340,03
1983	369,64	362,46	369,46
Salaires du personnel hospitalier relativement aux salaires industriels moyens (1971=100 dans chacune des provinces)			
1970	100,45	97,02	99,86
1975	119,84	112,07	126,19
1980	117,00	113,10	118,66
1981	118,99	116,97	118,84
1982	123,73	120,34	124,40
1983	121,30	111,26	128,41

Source :   BARER M.L. et R.G. EVANS. « Riding North on a south-bound horse? Expenditures, prices, utilization and incomes in the Canadian health care system » dans *Medicare at Maturity. Achievements, Lessons and Challenges*, edited by R.G. EVANS, G.L. STODDARD, 1984, p. 120 et 123, tableaux 28 et 30.

Les technologies médicales et les médicaments

Le résultat de l'acquisition et de l'utilisation de nouvelles technologies relativement aux coûts n'est pas très concluant[69]. D'abord, la nouvelle technologie médicale s'ajoute à l'ancienne sans pour autant la remplacer. Ainsi, même lorsqu'une nouvelle technologie est mise en place pour diagnostiquer un problème de santé, les technologies précédentes demeurent. De plus, cette technologie, une fois adoptée, est surutilisée car elle sert à des fins initialement non prévues, ou alors on multiplie les diagnostics.

C'est le faible coût de certains actes diagnostiques et les craintes de poursuite médicale qui incitent les médecins à une surutilisation. Or, selon Rachlis et Kushner[70], il y a une relation inverse entre le nombre d'actes diagnostiques et la compétence du médecin.

Contrairement à l'industrie où l'implantation de nouvelles technologies génère normalement une réduction des coûts de production, dans le secteur de la santé, les technologies les augmentent. Puisque, selon diverses évaluations, l'effet sur l'état de santé apparaît peu élevé, cette hausse des coûts est difficilement justifiable. Ainsi la population est d'autant plus en droit de demander de meilleurs résultats à l'égard des sommes qu'elle a investies.

L'équipement électromédical est fortement soumis aux échanges internationaux. En 1985, le Canada a exporté pour 23 millions de dollars d'équipement alors qu'il en a importé pour 160 millions de dollars. Le Canada connaît donc une balance des paiements déficitaire, contrairement à la plupart des pays les plus industrialisés[71]. Ainsi les pressions sur le développement et l'utilisation des technologies proviennent principalement de l'extérieur. Elles se font directement auprès des intervenants. Le gouvernement du Québec perd, du moins politiquement, un certain contrôle sur le développement et l'utilisation des équipements électromédicaux.

Le développement des produits pharmaceutiques et leur mise en marché sont contrôlés par des entreprises multinationales. Celles-ci sont régies par des valeurs de profit, de croissance, de concurrence et non par une logique d'amélioration de l'état de santé de la population. Par exemple, les compagnies pharmaceutiques mettent chaque année sur le marché plus de 400 produits. Or, 95 % de ces produits ne sont que des copies plus ou moins fidèles des médicaments déjà en vente. « Cette inflation inutile, sur le plan strictement sanitaire, permet aux entreprises de lutter, par le jeu des brevets et de la diversification, contre la concurrence et contre la baisse des prix. »[72] En 1983, les compagnies pharmaceutiques canadiennes ont dépensé presque 17 % de leurs revenus de vente à la promotion, principalement par des visites au médecin[73].

Les centres d'accueil, les centres de services sociaux et les centres locaux de services communautaires

Durant la période de 1979-1980 à 1984-1985, le volume des services, le nombre d'établissements et d'employés et employées se sont accrus dans les centres d'accueil d'hébergement (CAH)[74]. Ces augmentations sont d'ailleurs les principales responsables de la hausse des coûts. On observe également une utilisation de plus en plus intensive des ressources. Dans les centres hospitaliers, on observe la tendance opposée. À cet égard, Contandriopoulos *et al.* font observer que « les CAH doivent assumer les contreparties des contraintes imposées sur les services internes des centres hospitaliers en prenant en charge (sic) une clientèle de plus en plus lourde »[75].

Pour les centres d'accueil de réadaptation[76], la période de 1979-1980 à 1982-1983 est marquée par une croissance du volume des services, en raison principalement de l'expansion de ce réseau. Au cours des deux années suivantes, on observe, au contraire, une réduction du volume des services.

Pour la période de 1979-1980 à 1984-1985, les CLSC ont connu une augmentation plus rapide. L'expansion du réseau des CLSC et le transfert de responsabilités des centres de services sociaux et des départements de santé communautaire vers les CLSC ont contribué à cette augmentation. Dans les centres de services sociaux, on a observé un rythme de croissance des coûts inférieur à l'ensemble du secteur de la santé et de l'adaptation sociale. La diminution du volume des services offerts et des ressources humaines explique ce ralentissement[77].

La demande de services

Jusqu'ici, nous avons présenté diverses explications à l'évolution des coûts dont l'origine est du côté de l'offre des services. Le lien entre la demande de services et les coûts n'est donc pas encore fait. Actuellement, les mesures de contrôle des coûts visent presque exclusivement l'offre des services alors que la demande de services, du moins pour les services médicaux et hospitaliers, n'est pas restreinte par des critères tels que les revenus de la population ou le nombre de consultations.

Dans le premier chapitre, nous avons expliqué pourquoi il en est ainsi. Restreindre la demande des individus dans le but de réduire les coûts ne se révèle pas un moyen efficace dans un marché comme les services de santé. Les données comparées entre le Canada et les États-Unis confirment d'ailleurs ce que la théorie économique avait prédit. Malgré ce constat, lorsque vient le moment de trouver un moyen pour réduire les coûts, plusieurs proposent divers contrôles sur la demande individuelle.

Il est vrai cependant que différents facteurs influent sur la demande globale des services : l'évolution démographique, l'état de santé et de bien-être de la population et les besoins ressentis par la population. La croissance démographique a contribué pour la moitié de l'augmentation des dépenses réelles en matière de santé et d'adaptation sociale entre 1977-1978 et 1985-1986[78]. Plusieurs craignent une forte croissance des coûts dans les prochaines années. Le vieillissement de la population plutôt que la croissance démographique serait à l'origine de cette croissance. En effet, l'augmentation relative du nombre de personnes âgées couplée à leur utilisation plus grande des services par personne entraîne cette appréhension. Mais, la prévalence plus élevée des problèmes de santé et d'incapacité chez les personnes âgées n'explique pas, à elle seule, la consommation de services. Il faut tenir compte de la façon d'offrir les services.

Une recension des recherches sur l'impact de l'augmentation relative des personnes âgées a été réalisée pour la Commission Rochon[79]. Cette recherche conclut qu'il y a effectivement eu une hausse des divers types de services utilisés par les personnes âgées depuis le début des années 1980. Des nuances sont par contre apportées. Comme le précisent Roos, Shapiro et Havens[80], les principaux consommateurs et consommatrices de services de santé ne sont ni les personnes âgées ni les personnes très âgées (75 ans et plus). La plupart des personnes âgées et même très âgées sont en bonne santé et rarement hospitalisées. Les ressources hospitalières utilisées par les personnes âgées sont également moins coûteuses. De plus, l'utilisation des services hospitaliers est déterminée beaucoup plus par l'imminence de la mort que par le vieillissement en soi. Finalement, le nombre de lits, la manière dont les médecins pratiquent la médecine et l'accroissement du nombre de médecins auront sans doute une incidence plus marquée sur la consommation des ressources hospitalières, au cours des prochaines décennies, que le vieillissement de la population.

Le document fédéral déposé à la conférence des premiers ministres sur l'économie (les 26 et 27 novembre 1988) stipule que des pressions de plus en plus fortes seront exercées pour répondre aux besoins croissants des plus de 65 ans. Du même souffle, il est souligné que l'augmentation de la population âgée engendrera une hausse annuelle de 1 % du coût par personne de l'ensemble des soins de santé. Cette hausse, tout de même très faible en regard des craintes qui sont exprimées, est calculée à partir du maintien de la structure actuelle de consommation des services. Or, celle-ci est fort onéreuse.

Il est maintenant bien connu que les habitudes de vie et l'environnement physique et social influent sur l'état de santé qui, à son tour, détermine l'utilisation des services. Voilà pourquoi nous entendons souvent l'expression « investir en amont des problèmes » c'est-à-dire voir à l'amélioration des conditions de vie, à une meilleure alimentation, à la promotion de l'activité physique, etc. Cette prise de conscience est toutefois porteuse d'une demande pour certains types de services, particulièrement en prévention. La prévention peut toutefois réduire la demande pour des services de type curatif.

Les notions de santé et de bien-être évoluent également dans le temps. Le système de santé s'est d'abord structuré autour des besoins des malades et des accidentés et accidentées dont la gravité de la condition physique nécessitait des soins aigus de court terme. En raison des « progrès » accomplis dans le domaine de la médecine, on voit toutefois apparaître des besoins de plus en plus associés à une invalidité de longue durée. La maladie mentale exige aussi de plus en plus d'attention.

Les exigences de la population à l'égard de la santé et du bien-être augmentent à mesure que s'élève le niveau de vie. Et les requêtes se font plus grandes à mesure que la technologie amène de nouveaux espoirs. Même lorsque les résultats sont mitigés à l'égard de l'impact de certaines technologies ou pratiques médicales sur l'état de santé, les espoirs de la population sont grands. On observe un véritable culte voué à la technologie.

Comparativement aux États-Unis, le Canada a effectivement réussi à contrôler ses dépenses totales dans le secteur de la santé. Au Québec, le mode de remboursement centralisé a permis un meilleur contrôle. En ce qui concerne le niveau des dépenses gouvernementales par personne en matière de santé, le Québec se situe sous la moyenne canadienne.

Pour ce qui est des coûts des services médicaux, les augmentations des tarifs et des revenus des médecins ont fait l'objet de diverses mesures de contrôle. Globalement, ces mesures semblent avoir porté fruit. Le glissement de la pratique médicale vers des actes à tarifs plus élevés témoigne cependant des ajustements faits par les médecins pour détourner les contrôles tarifaires. Ainsi, le mode de rémunération des médecins provoque de multiples distorsions dans le système et accroît les coûts. Le nombre excédentaire de médecins entraîne aussi des pressions dans le système. Leur accès direct à des services (laboratoire, radiologie) financés publiquement, sans aucune contrainte dans le degré d'utilisation, et leur champ de pratique protégé contribuent également à renforcer les pressions sur les coûts.

Quant aux services hospitaliers, l'attribution d'un budget global a permis un certain contrôle sur les coûts. Il s'est surtout exercé sur le volume des services. La réduction du nombre de lits de courte durée est le principal moyen utilisé. Toutefois, puisque le nombre de lits augmente à un rythme inférieur au nombre de médecins, ce moyen entraîne des pressions dans le système. Il n'est pas surprenant, comme nous le mentionnions précédemment, que les médecins crient au sous-financement.

Le développement des technologies n'a pas permis une réduction des coûts, au contraire. De plus, les facteurs qui influencent la diffusion ne semblent pas diminuer avec le temps. Les pressions sur les coûts continueront de s'exercer, obligeant les gouvernements à faire des choix de plus en plus difficiles. Les attentes de la population sont, en outre, très grandes.

Les dépenses gouvernementales dans le secteur de l'adaptation sociale ont connu des hausses plus fortes que dans le domaine de la santé, en raison de l'augmentation du volume des services. D'abord, les centres d'accueil d'hébergement ont accru leurs services. Les restrictions imposées dans les centres hospitaliers pour réduire le nombre de lits de longue durée expliquent une bonne part de cette croissance. Quant aux centres d'accueil de réadaptation et aux centres locaux de services communautaires, après une croissance du réseau vers la fin des années 1970 et le début des années 1980, on observe un ralentissement des coûts après 1982-1983. Les centres de services sociaux connaissent depuis plus longtemps une croissance réduite.

Le vieillissement de la population, quoique porteur d'une hausse des coûts, n'apparaît pas un phénomène incontrôlable. Des remises en question du mode de dépenses actuelles s'imposent cependant.

3.3
LA CAPACITÉ FINANCIÈRE DES MÉNAGES ET DES INDIVIDUS

On ne peut suggérer de nouveaux modes de financement sans s'interroger sur la capacité financière des ménages et des individus. Peuvent-ils assumer une plus grande part du financement, que ce soit par une augmentation des impôts ou par une augmentation de leurs dépenses privées? Est-ce valable pour toutes les personnes?

Dans les deux parties précédentes, nous avons analysé la capacité financière des gouvernements et examiné les pressions sur les coûts des services de santé et d'adaptation sociale. Dans cette partie, nous examinons la capacité financière des ménages et des individus à l'aide des indicateurs suivants : l'évolution des revenus des ménages et l'évolution des revenus de travail. Nous verrons également où en sont la pauvreté et la répartition du revenu au Québec et au Canada.

Évolution des revenus

Les années 1980 n'ont pas apporté d'augmentation du niveau de vie des ménages au Québec. Au contraire, autant les revenus individuels de travail que les revenus des ménages ont régressé. Comparativement à la situation ontarienne, il y a également eu une détérioration. Ce constat provient de deux sources statistiques : une étude spéciale de Statistique Canada sur les tendances des revenus de travail des particuliers et les deux publications annuelles de Statistique Canada sur la répartition du revenu. Voyons ces données plus précisément. (Les détails quant au contenu de ces données se trouvent à l'annexe III.)

• Les revenus de travail

Au Québec, de 1979 à 1987, les revenus sous forme de salaires et de traitements, en dollars constants de 1987, ont diminué de 6,3 % (graphique 4). Les salaires et traitements sont ainsi passés de 25 800 $ en 1979 à 24 200 $ en 1987. L'année 1983 a donné lieu à la plus forte baisse : 3,6 %.

GRAPHIQUE 4
Évolution des revenus de travail
Québec, 1979 à 1987

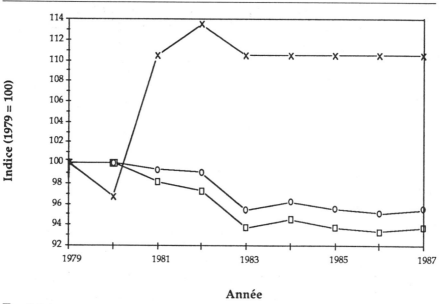

Année

□   Salaires
✕   Avantages
○   Total

Source :   CONSEIL DES AFFAIRES SOCIALES. Données tirées de : Statistique Canada, cat. 72-002, juillet 1988.

Quant aux revenus supplémentaires du travail, c'est-à-dire les sommes versées par les employeurs pour des cotisations à des régimes d'assurance sociale et privée[81], ils ont connu une hausse réelle de 10,5 % entre les années 1979 à 1987. C'est la hausse de 1981 qui a permis cette croissance réelle des revenus supplémentaires de travail[82].

Au total, les revenus moyens de travail ont diminué de 4,5 % entre 1979 et 1985. Des hausses ont été observées uniquement pour les années 1984 et 1987. En 1987, le revenu moyen des salariés et salariées se chiffre à 27 500 $.

La situation québécoise diffère passablement de celle de la province voisine, l'Ontario. D'abord, cette dernière a maintenu constants ses salaires et traitements durant la période de 1979 à 1987 alors que le Québec a connu des pertes importantes. En 1983, quand le Québec a subi la plus forte baisse de ses salaires, ceux de l'Ontario augmentaient. Quoique les revenus supplémentaires ont progressé à peu près au même rythme en Ontario et au Québec, les fluctuations ont été plus nombreuses en Ontario. Au total, comme nous pouvons l'observer au graphique 5, les revenus totaux réels ont diminué au Québec alors qu'ils ont augmenté de 0,4 % en Ontario.

GRAPHIQUE 5
Évolution des revenus de travail
Québec, Ontario et Canada, 1979 à 1987

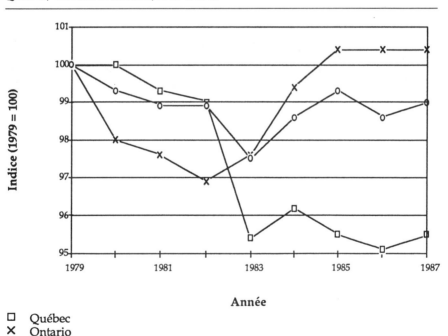

□   Québec
✕   Ontario
○   Canada

Source :   CONSEIL DES AFFAIRES SOCIALES. Données tirées de : Statistique Canada, cat. 72-002, juillet 1988.

Les Québécois et Québécoises ont donc connu de fortes diminutions de leur revenu de travail. Cette diminution se révèle, par ailleurs, d'autant plus coûteuse que les revenus étaient déjà plus faibles au Québec qu'en

Ontario. En 1979, les salaires et traitements se chiffraient, en dollars de 1987, à 25 800 $ au Québec alors qu'ils étaient de 27 000 $ en Ontario. Les revenus supplémentaires sont, par contre, plus élevés au Québec. Cet avantage n'est cependant pas suffisant pour que les revenus totaux soient plus élevés au Québec. Ainsi, en 1979, alors que les revenus moyens au Québec représentaient 97,3 % de ceux de l'Ontario, ce pourcentage est descendu à 92,6 % en 1987.

• **Les revenus des ménages**

Les revenus des ménages comprennent les salaires, les revenus provenant d'un emploi autonome, les transferts gouvernementaux, les pensions et les revenus divers. Les ménages sont constitués des familles ou des personnes seules. Les concepts présentés dans la partie qui suit sont donc fort différents des concepts reliés aux revenus de travail discutés précédemment.

GRAPHIQUE 6
Revenus moyens des ménages
Brut avant impôts, 1975-1987

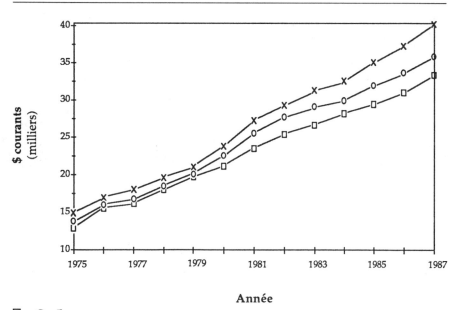

☐ Québec
✗ Ontario
○ Canada

Source : Conseil des affaires sociales. Données tirées de : Statistique Canada, cat. 13-207 et 13-210.

Au Québec, en 1987, les revenus totaux des ménages, avant impôt, sont en moyenne de 33 409 $. En Ontario, ils s'élèvent à 40 326 $ alors que la moyenne canadienne est de 35 965 $. Au graphique 6, nous pouvons voir l'évolution des revenus moyens des ménages, de 1975 à 1987. Pour l'ensemble de la période, il ressort clairement que les revenus moyens au Québec se situent toujours au-dessous des moyennes canadiennes et ontariennes. À partir de 1980, l'écart des revenus entre le Québec et l'Ontario s'élargit, ainsi qu'entre le Québec et l'ensemble des provinces canadiennes.

Comme nous l'avons fait pour les revenus de travail, un indice des revenus a été construit. Pour la période de 1975 à 1987, on obtient, en dollars constants de 1981, une hausse totale des revenus avant impôt de 11,5 % au Québec. Après impôt, cette hausse diminue à 4,9 %. En 1976, une forte augmentation a été observée. Par contre, les baisses depuis cette date ont été si importantes que même le revenu réel de 1987 se situe au-dessous de celui de 1976.

Pour l'ensemble de la période, la hausse des revenus réels, avant impôt, est presque identique au Québec et en Ontario. De 100 en 1975, l'indice est passé en 1987 à 111,2 en Ontario, alors qu'au Québec il est à 111,5. Par contre, les revenus après impôt de l'Ontario ont progressé plus vite (106,9) qu'au Québec (104,9). Il est intéressant de noter également que les fluctuations annuelles, à la hausse ou à la baisse, ne sont pas les mêmes dans les deux provinces.

Évolution de la répartition des revenus

L'augmentation ou la réduction du nombre de personnes vivant sous un certain seuil de subsistance ou de faible revenu constitue un bon indicateur de la pauvreté. C'est le concept le plus souvent utilisé. Cependant, cet indicateur fait peu référence aux écarts de revenus dans la population. Afin d'avoir un portrait plus complet de la répartition du revenu, nous avons donc intégré dans notre analyse le concept du coefficient de Gini. Ce coefficient constitue un indicateur de l'écart de revenu entre les pauvres et les riches.

• Le taux de pauvreté

À l'échelle canadienne, le taux de pauvreté[83] a diminué durant les années 1970, puis il a augmenté au cours de la première moitié des années 1980. La récession économique est la principale responsable de cette hausse. La reprise économique a néanmoins porté fruit puisqu'en 1985 et en 1986 le taux de pauvreté a régressé de nouveau. L'amélioration la plus notable a été celle relative aux personnes âgées ; le programme de supplément du revenu garanti et les régimes de pensions du Canada ou de rentes du Québec ont fortement contribué à cette situation.

En 1986, le taux de pauvreté pour l'ensemble des ménages se situe à 18,1 % au Québec. Ainsi, presque un ménage[84] sur cinq a un revenu inférieur au seuil de faible revenu. En Ontario, ce taux s'élève à 10,1 % et au Canada, à 14,9 %. Parmi les provinces canadiennes, l'Ontario est la plus riche alors que Terre-Neuve est la plus pauvre.

Lorsque l'on considère uniquement les personnes seules, presque la moitié d'entre elles se situe sous le seuil de pauvreté au Québec. Le taux est, par contre, en régression ; il est passé de 48,5 % en 1981 à 44,6 % en 1986. Au contraire, pour les familles, le taux est passé de 14,8 % à 15,3 % durant cette même période. En 1986, le taux de pauvreté chez les familles mono-parentales dont le chef est une femme s'élevait à 59,5 %[85].

En 1986, un enfant du Québec[86] sur cinq vit dans la pauvreté (19,2 %). Ce pourcentage diminue cependant à 14,1 % lorsque les enfants vivent avec deux parents dans un même logement. Dans les cas où les enfants vivent seuls avec leurs mères, ce pourcentage s'élève considérablement (64,1 %).

Une étude à l'échelle canadienne[87], réalisée pour la période de 1973 à 1986, dresse un bilan assez sombre de la pauvreté. Quoique les conclusions concernent l'ensemble de la population canadienne, tout porte à croire que les résultats correspondent également à la situation québécoise.

Entre 1973 et 1986, le taux de pauvreté des ménages n'a diminué que de 1,9 point de pourcentage. Alors que le taux de pauvreté des ménages âgés de 65 ans et plus est passé de 41,5 % à 24,4 %, celui des mères seules et de leurs enfants, des jeunes travailleurs et travailleuses, des personnes handicapées et des autochtones s'est accru. Toutefois, les deux auteurs signalent que si le taux de pauvreté des personnes âgées a diminué, le nombre de ces ménages, dont le revenu est très près du seuil de faible revenu, est élevé.

Les taux de pauvreté n'ont pas diminué de façon substantielle au cours des dernières années. Cette situation est largement attribuable au fait que le revenu du travail réussit de moins en moins à sortir les gens de la pauvreté. La médiocre efficacité du revenu du marché s'explique par la croissance plus lente de l'emploi par rapport au rythme de formation de nouveaux ménages. Une seconde raison pour expliquer l'efficacité diluée des revenus du marché est la piètre performance des niveaux de salaire minimum déterminés par les gouvernements provinciaux.

Pour un nombre croissant de familles, la présence d'un deuxième salaire a représenté un moyen efficace de lutte contre la pauvreté. En contrepartie, la misère des femmes s'accroît de façon disproportionnée, puisque ce sont elles qui se retrouvent majoritairement à la tête d'une famille monoparentale, donc avec un seul revenu. Ajoutons à cela que les gains salariaux des femmes demeurent inférieurs à ceux des hommes.

Rien n'explique plus nettement le degré de pauvreté des ménages que leur faible niveau d'instruction. De plus, la pauvreté a particulièrement augmenté parmi les jeunes ménages. Ces changements semblent avoir été provoqués par la réduction des salaires relatifs des jeunes travailleurs et travailleuses. Finalement, la pauvreté atteint le plus durement les personnes les plus vulnérables de la société : les enfants.

• Le coefficient de Gini

Le coefficient de Gini est une mesure de l'inégalité du revenu. L'égalité parfaite équivaut à zéro. Ainsi, plus l'indicateur s'approche de zéro, plus les écarts de revenu entre les pauvres et les riches sont faibles. Au tableau 6, nous avons cet indicateur pour le Québec. Les données présentées concernent la répartition du revenu entre les ménages, selon que le revenu est calculé avant les transferts gouvernementaux, après les transferts, et lorsque l'impôt sur le revenu est réduit du revenu total. À l'aide de divers calculs, il est donc possible d'avoir une idée de l'impact des politiques de transferts et des lois fiscales sur la répartition du revenu. Toutefois, l'impact des services publics, de santé ou d'éducation, par exemple, n'est pas pris en considération dans la partie des transferts, ce qui sous-estime la portée des politiques gouvernementales.

De 1981 à 1984, la répartition du revenu brut, avant transferts, s'est détériorée au Québec ; l'indice est passé de 0,459 à 0,495. Par la suite, on observe des améliorations ; la répartition du revenu brut demeure toutefois plus inégale en 1987 qu'en 1981.

Les transferts gouvernementaux améliorent la répartition du revenu, comme en font foi les données du tableau 6. En 1987, l'indice après transferts est de 0,092 plus faible que celui avant transferts. L'impact des transferts sur la répartition diffère cependant d'une année à l'autre si l'on en juge par l'écart entre les deux taux.

TABLEAU 6
Coefficient de Gini
Québec, 1981-1987

	Revenu avant transferts	Revenu total	Revenu après impôt (revenu disponible)
1981	0,459	0,381	0,351
1982	0,475	0,384	0,350
1983	N.D.	N.D.	N.D.
1984	0,495	0,397	0,361
1985	0,483	0,382	0,348
1986	0,483	0,388	0,355
1987	0,479	0,387	0,351

Source : STATISTIQUE CANADA. *Revenu après impôt, répartition selon la taille du revenu au Canada*, cat. 13-210, diverses années.

La progressivité de l'impôt sur le revenu joue également en faveur d'une meilleure répartition du revenu. Toutefois, l'apport apparaît plus faible que pour les transferts gouvernementaux. Par exemple, en 1987, l'indice après impôt est de 0,036 inférieur à celui avant impôt, alors que la différence de l'indice avant et après transferts s'élève à 0,092.

Les transferts gouvernementaux et la progressivité de l'impôt ont empêché une détérioration de la répartition du revenu. En 1987, l'indice relatif au revenu après impôt est le même qu'en 1981, indiquant qu'il n'y a eu aucune amélioration ni détérioration dans la répartition du revenu. Or, l'indice relatif au revenu brut, avant transferts, s'est détérioré. Ces données concordent avec les résultats de la recherche de Ross et Shillington[88]. Les gouvernements ont dû, en effet, augmenter davantage leur contribution dans le seul but de compenser les insuffisances des sources de revenus du marché.

Comme nous pouvions nous en douter, la répartition du revenu brut, avant transferts, est plus égalitaire en Ontario et dans la moyenne canadienne qu'au Québec. De 1981 à 1987, le coefficient de Gini est plus élevé au Québec. L'impact des transferts gouvernementaux sur l'amélioration de la répartition du revenu apparaît cependant plus important au Québec qu'en Ontario ou au Canada. La progressivité de l'impôt joue un plus grand rôle au Québec qu'en Ontario et au Canada dans l'amélioration de la répartition du revenu.

En raison des avantages observés au Québec à l'égard de l'impact des transferts gouvernementaux et de la progressivité de l'impôt, la répartition du revenu net apparaît au Québec plus égalitaire que pour la moyenne canadienne. Au Québec, alors que la répartition du revenu net n'a pas changé entre 1981 et 1987, en Ontario et au Canada, elle s'est détériorée.

Au cours des années 1980, autant les revenus individuels de travail que les revenus des ménages ont régressé au Québec. Comparativement à la situation ontarienne, il y a également eu une détérioration. D'abord, les revenus de travail, déjà plus faibles en 1979, ont diminué davantage au Québec. De plus, les revenus des ménages, après impôt, ont diminué au Québec de 5,5 % depuis 1979 alors qu'ils ont augmenté de 3,4 % en Ontario.

La pauvreté frappe de plus en plus de familles. Les enfants et les familles monoparentales sont particulièrement touchés. Les jeunes travailleurs et travailleuses sont aussi plus vulnérables au fait que les revenus salariaux protègent de moins en moins de la pauvreté. Les données sur la répartition du revenu confirment cette situation puisque l'écart entre les pauvres et les riches s'accroît lorsque l'on considère uniquement le revenu brut, donc principalement les salaires. En prenant en considération les transferts gouvernementaux et l'impôt, on s'aperçoit également que ces mesures gouvernementales ont uniquement empêché une détérioration de la répartition du revenu.

Comparativement à la situation qui existe en Ontario et dans la moyenne canadienne, le Québec vit une plus grande pauvreté et ses revenus sont également moins bien répartis. Cependant, l'impact positif des transferts gouvernementaux aux individus et de la progressivité de l'impôt sur le revenu des particuliers est plus grand au Québec.

Avec le constat qui précède, le gouvernement du Québec peut difficilement compter sur une situation favorable à l'égard du revenu pour accroître la part des dépenses privées ou pour augmenter les impôts et les taxes en vue de financer les services de santé et d'adaptation sociale. De plus, le gouvernement doit tenir compte de la répartition de plus en plus inégale des revenus bruts. Il ne peut, en effet, exiger davantage des personnes à faible revenu sans détériorer d'autant la répartition, déjà inégale, des revenus.

3.4
LA CAPACITÉ FINANCIÈRE DES ENTREPRISES

Les entreprises contribuent au financement des services publics de santé et d'adaptation sociale principalement par le biais de l'impôt des sociétés, tant à l'échelle fédérale que provinciale, et par leur contribution au fonds des services de santé du Québec. Leur contribution totale est ainsi reliée, d'une part, aux mesures législatives, c'est-à-dire aux divers taux d'imposition et de taxes, et d'autre part, aux bénéfices des sociétés et à la masse salariale.

Ainsi, lorsque les gouvernements décrètent une baisse dans l'imposition des sociétés, il faut donc en convenir que les entreprises contribueront moins au financement des services de santé et d'adaptation sociale. Lorsque les bénéfices des sociétés augmentent, nous pouvons nous attendre, toutes choses étant égales d'ailleurs, à une augmentation de leur contribution. Nous allons donc examiner ces deux volets, en commençant par la situation financière et économique des entreprises québécoises et canadiennes.

La situation économique des entreprises

Les entreprises canadiennes enregistrent depuis 1976, comparativement aux sept grands pays de l'OCDE[89], une rémunération par employé et employée plus faible, des coûts unitaires de main-d'œuvre plus élevés, des taux d'utilisation des capacités dans les industries manufacturières plus faibles et une part des profits dans le secteur privé plus élevée. De façon générale, leur situation n'apparaît donc ni pire ni meilleure que celle des entreprises des autres grands pays de l'OCDE[90].

En ce qui a trait à la dernière année, soit 1988, le bilan réalisé par l'OCDE sur la situation des entreprises canadiennes est concluant. On observe, en effet, que les intentions d'investissement des entreprises sont très fermes dans tous les grands secteurs et les régions. Les taux d'utilisation des capacités sont également proches des précédents sommets. De plus, « malgré l'appréciation du taux de change, les marges de profit des entreprises restent élevées, grâce principalement au redressement des prix des produits de base non pétroliers, au taux élevé d'utilisation des capacités et à la baisse des prix des importations »[91].

Dans un document publié en 1988 par le ministère des Finances du Québec[92], on souligne une situation encore plus favorable pour les entreprises québécoises. La croissance de 15 % des investissements non résidentiels dépasse pour une cinquième année consécutive celle qui est enregistrée dans l'ensemble du Canada. La conjoncture des deux dernières années, qui a été caractérisée par des hausses importantes des profits et un accroissement du taux d'utilisation des capacités de production dans de nombreuses industries, explique la hausse favorable des investissements dans le secteur de la fabrication.

Dans le bilan de la situation économique réalisé par le Bureau de la statistique du Québec[93], il est souligné également que l'amélioration de la situation financière des entreprises, démontrée par la croissance des bénéfices des sociétés avant impôt et par celle du revenu net des entreprises individuelles, favorise les projets d'investissement. Les profits se sont accrus de 21,7 % en 1987 et de 12,9 % en 1988. Au ministère des Finances, on prévoit toutefois pour 1989 une hausse de seulement 4,6 %.

Les bénéfices des sociétés sont plus élevés comparativement aux autres gains, soit les revenus personnels et les salaires. De 1978 à 1987, l'augmentation moyenne des profits a été de 14,2 % alors que la hausse des revenus personnels et des salaires a été de 8,4 %. En 1988, l'augmentation des revenus personnels a été de 8,4 % et celle des salaires, de 6,5 %, alors que les profits se sont accrus de 12,9 %. Selon les prévisions pour les années 1990-1992, les augmentations de profits devraient demeurer supérieures.

Au ministère de l'Industrie, du Commerce et de la Technologie, on a conclu, dans le bilan de 1988[94], à une bonne situation financière pour les entreprises du secteur manufacturier. Comme l'année précédente, la progression exceptionnelle des investissements, la hausse vigoureuse de l'emploi et l'importance des exportations québécoises, malgré la force du dollar canadien et le ralentissement économique américain, se conjuguent pour assurer au secteur manufacturier le rôle de moteur principal de la croissance économique québécoise. Il s'agit de la septième année consécutive de croissance au Québec. Dans le secteur du commerce, l'investissement reste vigoureux. Toutefois, après une forte progression de ses ventes en 1988, le commerce de gros se contente de consolider ses acquis en 1989. Quant aux ventes au détail, leur décélération se poursuit.

Toutefois, pour la première fois depuis 1982, les manufacturiers canadiens enregistrent une baisse de 10 % de leurs bénéfices de base entre 1988 et 1989 (neuf premiers mois). Pour une seconde fois consécutive, le nombre de faillites commerciales augmente au Québec et au Canada. La décroissance a été plus rapide et plus profonde au Québec.

La fiscalité des entreprises

Considérant la bonne performance des entreprises, leur contribution au financement des services de santé et d'adaptation sociale aurait dû augmenter ces dernières années, à moins que des avantages fiscaux plus élevés n'aient été consentis. Les contributions au fisc québécois augmentent, confirmant la bonne performance des entreprises québécoises. Toutefois, les contributions des employeurs diminuent à l'endroit du gouvernement fédéral. Des modifications législatives doivent donc être à l'origine de la baisse des impôts fédéraux. Voyons de plus près ces affirmations.

En 1987-1988, l'impôt des sociétés versé au gouvernement fédéral par l'ensemble des entreprises au Canada représente 2 % du PIB canadien. Dix ans plus tôt, cet impôt correspondait à 2,4 % du PIB. On observe également une diminution constante de l'apport de l'impôt des sociétés parmi l'ensemble des recettes fédérales depuis le début des années 1970. Les entreprises québécoises n'ont donc pas eu, ces dernières années, à sacrifier une part plus grande de leurs bénéfices à l'impôt, au contraire. Leur contribution relative au domaine de la santé et de l'adaptation sociale diminue, alors que l'augmentation des bénéfices aurait dû produire l'effet inverse, du moins ces dernières années. Le gouvernement fédéral a ainsi consenti bien des avantages fiscaux aux entreprises.

Par contre, les entreprises québécoises ont contribué davantage au fonds consolidé du gouvernement du Québec, donc au financement des services publics de santé et d'adaptation sociale. Au total, entre 1977-1978 et 1987-1988, la contribution des employeurs au fonds consolidé est passée de 8,8 % à 12,5 %. Cette situation, puisqu'elle met en exergue une contribution croissante au Québec comparativement à une baisse sur le plan fédéral, porte à croire que le Québec a été moins généreux à l'égard des entreprises. Dans une analyse sur la fiscalité des entreprises, réalisée au ministère des Finances[95], où les régimes fiscaux du Québec, de l'Ontario et de trois États américains (Massachusetts, Michigan et New York) sont comparés, on démontre, au contraire, que le Québec a consenti ces dernières années de nombreux avantages.

D'abord, on apprend, dans le budget du 16 mai 1989, que les entreprises privées québécoises supportent, en 1989, un fardeau fiscal de 1,8 % plus élevé que celui qu'elles auraient assumé si elles étaient localisées en Ontario. En 1985, cet écart était beaucoup plus élevé, soit de 9,6 %, indiquant ainsi l'impact des avantages fiscaux consentis depuis lors par le gouvernement du Québec.

Dans l'étude comparative du ministère des Finances, on conclut que la fiscalité québécoise a tendance à être plus compétitive dans le cas des entreprises à rendement élevé. Cette assertion signifie que plus l'entreprise est rentable, moins elle paie d'impôt au Québec comparativement à l'Ontario et aux trois États américains. La plus forte utilisation des taxes sur la masse salariale et sur le capital au Québec comparativement à l'impôt sur les bénéfices expliquerait, en bonne partie, cette situation.

Plus les bénéfices des entreprises sont élevés, plus les entreprises québécoises sont favorisées par rapport à celles de l'Ontario et des trois États américains qui ont fait l'objet de l'étude. Malgré les bénéfices élevés des dernières années, bien des entreprises situées au Québec ont connu des baisses relatives de leur impôt, contrairement à ce que les seules données économiques nous portaient à conclure. De plus, en utilisant davantage la parafiscalité (taxes sur la masse salariale et le capital) au détriment de l'impôt sur les bénéfices, on défavorise les entreprises qui, pour une production donnée, utilisent davantage de main-d'œuvre. Dans une situation de chômage élevé, ce choix est très coûteux socialement.

Les entreprises québécoises ont connu ces dernières années une situation très favorable. De moins bonnes performances se font néanmoins sentir, comme en font foi la diminution des bénéfices de base et l'augmentation des faillites dans le secteur manufacturier. Les prévisions économiques sont aussi à la baisse.

Dans une perspective où il serait nécessaire d'augmenter les dépenses en matière de santé et d'adaptation sociale par le biais d'une hausse des impôts, les entreprises québécoises pourraient peut-être contribuer davantage qu'elles ne le font présentement. Toutefois, ces entreprises perdraient certains avantages comparatifs relativement à des entreprises concurrentes situées dans les États américains voisins ou en Ontario. De plus, le ralentissement prévu de l'économie québécoise et canadienne n'apparaît pas propice à une augmentation des ponctions fiscales des entreprises, pas plus que des travailleurs et des travailleuses.

CONCLUSION

Les services pour les frais de la dette accaparent une grande part des dépenses gouvernementales, surtout sur le plan fédéral. La population gagnerait à voir ces paiements diminuer. Plusieurs éléments sont cependant là pour rappeler aux gouvernements que les restrictions des dépenses et l'augmentation des impôts et taxes des pauvres et de la classe moyenne ne sont pas les seules solutions à examiner.

La baisse des taux d'intérêt, une meilleure situation de l'emploi, la réduction des abris fiscaux, l'amélioration de la progressivité de l'impôt sur le revenu, sont tous des moyens à la portée des gouvernements ; la baisse des taux d'intérêt étant cependant sous la seule responsabilité du gouvernement fédéral.

Les contraintes budgétaires des gouvernements n'apparaissent pas insolubles, seulement un peu plus difficiles pour le gouvernement fédéral.

Quant aux coûts des services de santé et d'adaptation sociale, le gouvernement du Québec a réussi jusqu'ici à les maintenir. Cependant, les pressions sur les coûts demeurent. Rien ne laisse présager qu'elles iront en diminuant. Le développement des technologies, l'absence de concurrence dans la façon d'offrir des services, le mode de rémunération des médecins, le nombre de médecins et les attentes de la population en général sont tous des éléments qui conduisent à une accélération des coûts. Les mesures de contrôle, tels le nombre de lits, la centralisation budgétaire, les objectifs tarifaires, bien qu'efficaces, ne solutionnent pas les problèmes mentionnés précédemment. Au contraire, ils enveniment les conflits à l'intérieur du système.

La situation économique des ménages s'est détériorée. Avec les années 1980, tant les revenus de travail que les revenus des ménages ont régressé. La répartition du revenu brut se détériore. De plus, les revenus du marché du travail protègent de moins en moins de la pauvreté. Les transferts gouvernementaux et l'impôt n'ont réussi qu'à maintenir les écarts, et non à les diminuer. Ainsi, le gouvernement du Québec peut difficilement puiser davantage dans les revenus de la population pour financer les services de santé et d'adaptation sociale. Il peut néanmoins répartir différemment le fardeau.

Les entreprises québécoises ont bénéficié ces dernières années d'avantages fiscaux, tant du gouvernement provincial que fédéral. Elles ont également connu, ces dernières années, des hausses importantes de leur profit. Cependant, l'avenir ne nous laisse pas entrevoir d'aussi bonnes performances.

Notes

1. DEBLOCK, C. et V. VAN SCHENDEL. 1987, p. 154.
2. GOUVERNEMENT FÉDÉRAL. *Le plan financier*, 27 avril 1989, p. 137.
3. Les frais de la dette brute excluent les rendements sur les placements.
4. CONSEIL NATIONAL DE BIEN-ÊTRE SOCIAL. *Le budget de 1989 et la politique sociale*, septembre 1989.
5. Les données sur l'inflation, l'emploi et la croissance économique nous proviennent de : BANQUE MONDIALE. *Rapport sur le développement dans le monde 1988*, Washington, D.C. 1988 ; OCDE. *Perspectives économiques de l'OCDE*, décembre 1988.
6. Il y a autant de déficits structurels que d'approches théoriques. Pour certains ou certaines, le déficit structurel est ce qu'on obtient en éliminant la partie du déficit qui provient de l'absence de plein-emploi. Or, la définition de plein-emploi n'est pas universelle. Elle dépend elle aussi des approches théoriques sous-jacentes. Pour d'autres, comme le ministère fédéral des Finances, il s'agit uniquement du solde corrigé des influences conjoncturelles, c'est-à-dire ce que serait le solde budgétaire si l'économie évoluait à un rythme correspondant à un taux moyen, pour une période donnée, d'utilisation des capacités. Autrement dit, la somme des écarts est nulle.
7. WOLFE, D.A. 1986, p. 145.
8. DEBLOCK, C. et V. VAN SCHENDEL. 1987, p. 140.
9. Les services de la dette qu'on a pris en considération sont ceux reliés à la dette directe, c'est-à-dire la dette à long terme et les engagements comptabilisés pour les régimes de retraite des employés et employées des secteurs public et parapublic.
10. La dette nette représente l'ensemble des passifs moins les actifs inscrits à l'état de l'actif et du passif. Les données du PIB ont été ramenées sur une base budgétaire. MINISTÈRE DES FINANCES. *Rapport financier 1987-1988*. STATISTIQUE CANADA. *Comptes économiques des revenus et des dépenses 1988*.
11. GOUVERNEMENT DU QUÉBEC, ministère des Finances. *Discours sur le budget 1989-1990*. 1989.
12. Nous avons déduit des déficits ou des besoins financiers les frais pour les services de la dette totale et non seulement ceux qui sont reliés à la dette directe. Nous voulions ainsi obtenir des données qui se comparaient le plus possible avec celles du gouvernement fédéral. La dette totale comprend, en plus de la dette directe, les engagements comptabilisés pour les régimes de retraite des employés et employées des secteurs public et parapublic.
13. CARMICHAEL, T. (économiste chez Burns Fry Ltd) cité dans *Le Soleil*, 2 septembre 1989.
14. DEBLOCK, C. et V. VAN SCHENDEL. 1987, p. 152.
15. WOLFE, D.A. 1986, p. 146.
16. DEBLOCK, C. et V. VAN SCHENDEL. 1987, p. 142.
17. CONSEIL NATIONAL DU BIEN-ÊTRE SOCIAL. *Les dépenses sociales et le prochain budget*, avril 1989.
18. CONSEIL NATIONAL DU BIEN-ÊTRE SOCIAL. *Vos taxes/impôts augmentent à cause des hausses de taxes à la consommation*, impôt-clip 7, juin 1987.
19. CONSEIL ÉCONOMIQUE DU CANADA. *Hors du labyrinthe fiscal. Une réforme de l'impôt sur l'épargne et l'investissement*, Ottawa, 1987, p. 19.
20. GOUVERNEMENT DU CANADA, ministère des Finances. *Réforme fiscale 1987. Réforme de l'impôt direct*, tableau 2.2., p. 10.
21. LEPAGE, F. *À la recherche d'une équité fiscale pour les femmes*, Conseil du statut de la femme, résumé, décembre 1987, p.1.
22. CSN. 1989a, p. 20-22.
23. GOUVERNEMENT DU QUÉBEC, ministère des Finances. *Discours sur le budget 1989-1990*, 16 mai 1989, p. 33.

24. *Ibid.*, p. 32.
25. *Ibid.*, annexe B, p. 3.
26. GOUVERNEMENT DU QUÉBEC, ministère des Finances. *Discours sur le budget 1989-1990*, 1989, p. 31.
27. GOUVERNEMENT DU QUÉBEC, ministère des Finances. *Discours sur le budget 1986-1987*, 1986, p. 9.
28. *Ibid.*, p. 14.
29. WOLFE, D.A. 1986, p. 166.
30. *Ibid.*, p. 137-190.
31. *Ibid.*, p. 176.
32. CAMIRAND, F. 1985, 25 p.
33. Nous avons ajusté la donnée de 1980 produite par Camirand avec l'indice des prix à la consommation de Montréal. Cette donnée provient de la Banque de statistiques du Québec. Par ailleurs, si nous avions utilisé la croissance du produit intérieur aux fins d'ajustement, les coûts économiques auraient été de huit milliards de dollars au lieu de 7,6 milliards de dollars.
34. Données provenant de FUGÈRE, D. et R. CÔTÉ. Mars 1988.
35. CONTANDRIOPOULOS, A.P., A. LEMAY et G. TESSIER. 1987, p. 112.
36. *Ibid.*, p. 110 et 111.
37. CÔTÉ, R. Septembre 1988.
38. Les dépenses dans le secteur de la prévention et de l'amélioration comprennent les services des CLSC et le soutien aux organismes bénévoles.
39. Les dépenses pour le recouvrement de la santé comprennent les services dans les centres hospitaliers et les dépenses de la Régie de l'assurance-maladie du Québec.
40. Les dépenses en réadaptation sociale comprennent les services des centres de services sociaux, les services des centres d'accueil d'hébergement et des centres hospitaliers de soins de longue durée, les services des centres de réadaptation et de l'Office des personnes handicapées du Québec.
41. EVANS, R.G. *et al.* 1989, vol. 320, n° 9, p. 571 à 577.
42. *Loc. cit.*
43. COMMISSION ROCHON. 1987, p. 326, tableau 15.
44. BARER, M.L. et R.G. EVANS. 1984, p. 86, tableaux 5 et 6.
45. Document remis aux journalistes par le gouvernement fédéral. Donnée citée dans *Le Soleil* et *Le Devoir*, 15 février 1989.
46. JACKSON, R. (1985) dans F. ROBERGE. 1987, p. 35.
47. GOUVERNEMENT DU QUÉBEC, ministère des Finances. *Discours du budget 1987-1988*, annexe F, p. 15.
48. CONSEIL CANADIEN DE DÉVELOPPEMENT SOCIAL. *Une société responsable... pour défier l'avenir*, rapport canadien à la 22e Conférence d'action sociale, Montréal, 5-12 août 1984, 101 p.
49. BARER, M.L. et R.G. EVANS. 1984, p. 86.
50. LABERGE, R. *Le Soleil*, 25 avril 1989, B-1.
51. EVANS, R.G. 1984, p. 139.
52. BARER, M.L. et R.G. EVANS. 1984, p. 93, tableau 15.
53. RÉGIE DE L'ASSURANCE-MALADIE DU QUÉBEC. *Statistiques annuelles 1987*.
54. La vacation est une période de service de trois heures, payée à un tarif donné, qui peut s'effectuer en périodes distinctes d'au moins une heure chacune.
55. GOUVERNEMENT DU QUÉBEC, ministère des Finances. *Discours du budget 1987-1988*, annexe F, p. 15.
56. COMMISSION ROCHON, 1987, p. 339.
57. LOMAS, J., C. FOOKS *et al.* 1989, p. 80-102.

58. « Furthermore, the negotiating philosophy of the medical associations has been far more concerned with preventing regulatory interference with the medical practices of the profession than with protecting the entrepreneurial interests of individuals high-earnings members of the professional group. Indeed, individual income caps for general practioners were introduced at the request of the profession, not imposed by the government. » (LOMAS, J. 1989, p. 91.)

59. EVANS, R.G. 1984, p. 144.

60. BARER, M.L. et R.G. EVANS. 1984.

61. *Ibid.*, p. 110, tableau 24.

62. *Ibid.*, p. 134-135, tableau 34.

63. ROOS, N., E. SHAPIRO et B. HAVENS. 1987, p. 63.

64. BARER, M.L. et R.G. EVANS. 1984, p. 103 et 105, tableaux 21 et 22.

65. BARER, M.L. et R.G. EVANS. 1984, p. 107, tableau 23.

66. COMMISSION ROCHON. 1987, p. 343.

67. BARER, M.L. et R.G. EVANS. 1984, p. 108.

68. BARER, M.L. et R.G. EVANS. 1984, tableau 30.

69. 1. CONSEIL DES AFFAIRES SOCIALES ET DE LA FAMILLE. *Objectif : Santé*, août 1984.
    2. GOUVERNEMENT DU CANADA. *Rapport du groupe d'étude au groupe de travail chargé de l'examen des programmes*, 1985, 341 p.
    3. EVANS, R.G. 1984.
    4. RACHLIS, M. et C. KUSHNER. 1989.
    5. POTVIN, L. 1987b.

70. RACHLIS, M. et C. KUSHNER. 1989, p. 61.

71. Statistique des Nations-Unies, cité dans D.H. BANTA, 25 et 26 mai 1989.

72. CONTANDRIOPOULOS, A.P. 1985, p. 471.

73. RACHLIS, M. et C. KUSHNER. 1989, p. 107.

74. Ces établissements ont pour fonction principale d'héberger les personnes dont la perte d'autonomie ne permet plus de vivre dans leur milieu naturel. On y retrouve des personnes handicapées ou des personnes gravement malades de moins de 65 ans. Mais ce sont surtout des personnes âgées que l'on retrouve dans ces centres.

75. CONTANDRIOPOULOS, A.P. 1987b, p. 3.171.

76. Les centres d'accueil de réadaptation fournissent des programmes à des clientèles fort diverses : mésadaptés et mésadaptées socio-affectifs, handicapés et handicapées mentaux et physiques, toxicomanes et mères en difficulté d'adaptation.

77. CONTANDRIOPOULOS, A.P. *et al.* 1987b.

78. COMMISSION ROCHON. 1987, p. 337.

79. DESROSIERS, H. 1987, p. 39-40.

80. ROOS, N.P., E. SHAPIRO et B. HAVENS. 1987, p. 56-63.

81. Ce sont des cotisations au régime de rentes du Québec, aux régimes privés de retraite, au régime d'assurance-chômage, à la Commission de la santé et sécurité du travail, au fonds des services de santé et aux régimes d'assurance-santé privée, etc.

82. La hausse de la taxe sur les fonds des services de santé de 1,5 % à 3 % de la masse salariale en 1981 et les avantages consentis par les compagnies d'automobiles en protection supplémentaire d'assurance-chômage privée expliquent, en partie, cette forte hausse de 1981.

83. Le taux de pauvreté représente le pourcentage de familles, de personnes seules ou de ménages dont le revenu est inférieur au seuil de faible revenu défini par Statistique Canada. Les données proviennent de la publication du Conseil national du bien-être social : *Profil de la pauvreté 1988*, avril 1988.

    Les seuils de faible revenu sont fixés à des niveaux où on consacre en moyenne 58,5 % du revenu (20 % de plus que la moyenne) à la nourriture, au logement et à l'habillement ; ils varient selon la taille de la famille et de la collectivité.

84. Les définitions des ménages, des familles et des personnes seules ainsi que du revenu sont les mêmes que celles décrites à l'annexe III.
85. Ross, D.P. et R. Shillington. 1989, p. 113.
86. Un enfant âgé de moins de 16 ans.
87. Ross, D.P. et R. Shillington. *Op. cit.*
88. Ross, D.P. et R. Shillington. 1989.
89. Les sept grands comprennent les États-Unis, le Japon, l'Allemagne fédérale, la France, le Royaume-Uni, l'Italie et le Canada.
90. Organisation de coopération et de développement économique. *Perspectives de l'OCDE*, décembre 1988, n° 44.
91. *Ibid.*, p. 108.
92. Gouvernement du Québec, ministère des Finances. « Revue de la situation économique de 1988 et perspectives » dans *Discours sur le budget et renseignements supplémentaires*, annexe D, 16 mai 1989.
93. Gouvernement du Québec, Bureau de la statistique du Québec. *La situation économique au Québec, édition 1988*, Les publications du Québec, 1988.
94. Gouvernement du Québec, ministère de l'Industrie, du Commerce et de la Technologie. *Le secteur manufacturier et le commerce au Québec en 1988*, 70 p.
95. Gouvernement du Québec, ministère des Finances. « Fiscalité des entreprises » dans *Budget 1989-1990 Discours sur le budget et renseignements supplémentaires*, mai 1989, annexe F, 33 p.

CHAPITRE 4

Les inefficacités et les insatisfactions par rapport à l'allocation des ressources

Pour être efficace, l'allocation des ressources doit conduire à une amélioration de la santé et du bien-être de la population. Mais plus encore, à partir des ressources physiques et humaines disponibles et des connaissances thérapeutiques actuelles, un gouvernement se doit de viser le plus haut niveau de santé et de bien-être. Il ne peut, en effet, se contenter de faibles gains ; l'importance des sommes investies exige un tel objectif.

Les inefficacités sont toutefois nombreuses. Le maintien des inégalités sociales à l'égard de la santé, les files d'attente, les faibles résultats de certaines technologies et l'absence d'évaluations dans plusieurs domaines constituent les principales manifestations de ces inefficacités. Dans la première partie de ce chapitre, nous en présenterons un aperçu.

L'accès gratuit aux services de santé et d'adaptation sociale est un principe reconnu dans notre système. Malgré les remises en cause, ce principe a été maintes fois réitéré par chacun des gouvernements qui se sont succédé depuis la mise en place d'un régime universel. Mais du principe à la réalité, la différence est grande. Les inégalités d'accès demeurent malgré les efforts jusqu'ici déployés par les divers gouvernements.

Par ailleurs, les divers consensus sociaux influencent les orientations gouvernementales en matière d'allocation des ressources dans les domaines de la santé et de l'adaptation sociale. Cependant, la répartition des ressources faite par le gouvernement ne satisfait pas l'ensemble de la population québécoise. Des insatisfactions sont alors mises au jour sur la place publique. Une partie des personnes insatisfaites se tourneront vers des ressources alternatives existantes alors que d'autres chercheront à développer des services qui conviennent à leurs besoins ou exigeront de meilleurs services. Dans la deuxième partie de ce chapitre, nous soulèverons les principales insatisfactions de la population et nous verrons le rôle joué par les groupes d'action sociale dans la remise en cause du système actuel.

Enfin, une autre question mérite notre attention. En effet, l'allocation des ressources soulève de nombreux choix éthiques. Les débats sur l'avortement, les nouvelles technologies de procréation et l'euthanasie n'en sont que quelques exemples. Bien que difficiles à faire, ces débats doivent être menés pour que les orientations et le type de services collent le plus possible aux aspirations de la collectivité.

4.1
LES INEFFICACITÉS

Actuellement, « le jugement d'efficacité porte sur le respect du budget pour un volume donné d'activités. Il ne porte pas sur la qualité des services ni sur la conformité entre ces services et les besoins des clientèles ou de la population »[1]. On confond efficience et efficacité.

Dans les débats actuels, il est plus courant d'entendre parler de sous-financement que de résultats en matière de santé et de qualité de vie. Le lien est rarement fait entre les budgets demandés et l'amélioration de la santé et du bien-être de la population. Les objectifs que l'on poursuit sont oubliés dans le débat sur le financement. On a donc l'impression que le système de soins génère son propre sous-financement.

Or, l'efficacité se définit par la relation entre le niveau des ressources et celui des résultats de santé. Elle se mesure par le rendement de certaines pratiques sociales, thérapeutiques ou chirurgicales, ou bien de certaines méthodes de prévention ou de dépistage, sur la santé et le bien-être des individus. Pour évaluer ce rendement, il faut tenir compte non seulement des améliorations observées pour un état donné mais également des retombées négatives (iatrogénèse).

Il est toutefois difficile d'évaluer l'apport du système de santé et d'adaptation sociale sur les modifications de l'état de santé et de bien-être. En effet, « le niveau de santé est dépendant de très nombreux facteurs interreliés et nous ne sommes pas en mesure de savoir, de façon non équivoque, quelle est l'influence réelle des services de santé sur la santé »[2]. Néanmoins, il n'est pas impossible, loin de là, de mesurer l'impact des diverses interventions, prises isolément.

Dans les pages qui suivent, nous examinerons certaines inefficacités dans le système actuel. Nous n'en ferons cependant pas le tour. En effet, cette unique question exige en soi une recherche imposante. Pour notre démonstration, nous nous limiterons aux principales questions entourant l'inefficacité. Des exemples seront soulevés.

Le maintien des inégalités sociales

Il est bien connu que la situation économique des personnes qui connaissent des problèmes de santé ou des problèmes sociaux est, en général, précaire par rapport à celle des personnes en bonne santé physique et mentale. L'effet de causalité peut cependant aller dans les deux sens. Ainsi, une situation socio-économique défavorable peut engendrer des problèmes de santé et de bien-être alors que des problèmes de santé ou des problèmes sociaux peuvent conduire à une détérioration de la situation économique[3]. L'importance relative de ces corrélations est cependant inconnue. Aux États-Unis, où les particuliers sont davantage responsables du paiement des dépenses en matière de santé, on constate certainement une détérioration plus fréquente de la situation économique à la suite d'une maladie ou de problèmes sociaux qu'au Canada ou au Québec.

Diverses recherches ont mis en lumière le lien entre l'état de santé et la pauvreté. Ainsi, le rapport Lalonde a montré que les Canadiens et les Canadiennes les plus vulnérables à l'invalidité, aux maladies chroniques et au décès prématuré sont ceux et celles qui ne possèdent pas les revenus suffisants pour vivre dans des conditions décentes[4]. Les résultats des enquêtes Santé Canada de 1978 et 1979 et Santé Québec de 1987 confirment ce lien. Certains auteurs vont même jusqu'à conclure que la pauvreté est, en fait, la cause première des problèmes de santé[5].

Outre la pauvreté comme telle, l'absence d'emploi constitue un facteur de risque dans l'occurrence d'événements stressants[6]. Dans l'enquête Santé Québec, on observe d'ailleurs que l'indice d'événements stressants est à son plus faible niveau chez les personnes qui travaillent alors qu'il est presque du triple pour celles qui sont inactives pour d'autres raisons que la santé[7].

L'enquête Santé Québec s'est révélée très riche en informations quant aux liens entre la santé et les inégalités sociales. Ginette Paquet, dans une publication récente[8], a résumé les principales conclusions de cette enquête, reproduites au tableau qui suit. On retient que les habitudes de vie laissent plus souvent à désirer dans les milieux socio-économiquement défavorisés, augmentant ainsi les risques de mortalité et de morbidité. Les taux de morbidité et de mortalité sont, de fait, souvent plus élevés.

TABLEAU 1
Indicateurs des inégalités sociales en matière de santé : caractéristiques
des milieux socio-économiquement défavorisés

LES HABITUDES DE VIE	LA MORBIDITÉ	LA MORTALITÉ
Plus grand nombre de fumeurs et fumeuses réguliers.	Taux d'incapacités permanentes plus élevés.	Espérance de vie plus courte à la naissance.
Davantage de grands buveurs.	Troubles mentaux plus prévalents.	Mortalité infantile plus importante.
Mauvaises habitudes alimentaires.	Hypertension plus fréquente.	Mortalité reliée à des accidents plus prévalente.
Abus de médicaments.	Prévalence des affections articulaires plus grande.	Mortalité occasionnée par des maladies respiratoires chroniques plus prévalente.
Activité physique déficiente.	Prévalence plus importante des maladies cardiaques.	
Utilisation moindre des services curatifs gratuits, consultation plus tardive, utilisation plus grande des urgences.	Bronchites plus nombreuses.	Mortalité causée par une pneumonie, prévalence accrue.
	Troubles visuels plus fréquents.	Mortalité reliée à la tuberculose, prévalence plus grande.
Recours moindre aux services de prévention et de dépistage.	Prévalence du diabète plus importante.	
Port moins fréquent de la ceinture de sécurité.	Problèmes auditifs plus nombreux.	Mortalité occasionnée par une cirrhose du foie, prévalence plus grande.
Premières relations sexuelles plus précoces.	Naissance de bébés de petit poids plus répandue.	
	Grossesses plus fréquentes chez les adolescentes.	

Source :   PAQUET, G. *Santé et inégalités sociales. Un problème de distance culturelle*, Institut
québécois de recherche sur la culture, document de recherche, n° 21, p.48.

Des différences dans l'utilisation des services selon le niveau socio-
économique sont aussi observables. L'enquête Santé Québec nous en révèle
plusieurs. D'abord, quoique le pourcentage d'individus qui ont consulté au
moins une fois ne varie pas selon le niveau de revenu, le type de professionnelles et professionnels consultés peut différer. « Le recours au médecin
généraliste augmente lorsque le revenu diminue, et ainsi de même pour les
consultations auprès d'un psychologue ou d'un travailleur social. Par
contre, le recours à d'autres catégories de professionnels tels que les optométristes ou opticiens et les chiropraticiens est plus important chez les
individus qui ont un revenu supérieur. Il faut noter que certaines de ces
consultations nécessitent des déboursés (sic). »[9]

Les personnes très pauvres recourent plus souvent aux services
d'urgence, aux cliniques hospitalières et aux consultations à la maison.
Certains motifs de consultation diffèrent aussi. « Le motif "prévention et

examens" est plus fréquent chez les personnes à revenus supérieurs que celles à faibles revenus. Cependant, ces derniers consultent davantage pour des problèmes de l'appareil circulatoire et pour des troubles mentaux. »[10] Au cours des quatre mois précédant l'enquête, la fréquence des consultations parmi les personnes qui ont effectivement consulté a été également plus élevée parmi les personnes à très faible revenu. Leur taux d'hospitalisation est aussi plus élevé que la moyenne.

Au chapitre précédent, nous avons vu que la répartition du revenu tarde à s'améliorer et que la pauvreté touche plus durement certains groupes de la société. Dans la mesure où l'organisation du système de santé et d'adaptation sociale reste la même, nous pouvons nous attendre à un maintien des inégalités face à la santé.

Selon Pran Manga[11], on peut même s'attendre à une augmentation des inégalités. En effet, certaines modifications du style de vie, tels une meilleure alimentation, la réduction du tabagisme, un plus grand recours à l'activité physique, ont davantage rejoint les personnes à haut revenu et à scolarité plus élevée. Compte tenu du lien présumé entre les saines habitudes de vie et l'amélioration de la santé et du bien-être, les écarts constatés dans les états de santé iront donc en augmentant.

Les dépenses et l'amélioration de la santé et du bien-être de la population : le lien reste à faire...

Des études ont démontré que « des facteurs non médicaux – parmi lesquels le niveau d'instruction est souvent statistiquement prédominant – jouent un rôle plus déterminant dans la santé que la fourniture et la disponibilité des services médicaux »[12]. On a également fait la constatation qu'il y a peu de rapport entre les sommes dépensées en soins médicaux et les résultats obtenus[13].

Ainsi, alors qu'aux États-Unis la part du revenu national allouée aux dépenses totales en matière de santé dépasse les 11 % en 1987, elle est de 8,6 % au Canada[14]. Or, en 1984, l'espérance de vie à la naissance se situe, au Canada, à 79,8 ans pour les femmes et à 72,9 ans pour les hommes. Aux États-Unis, elle est de 78,2 ans pour les femmes et de 71,1 ans pour les hommes[15]. Le taux de mortalité infantile et périnatale s'élève, par ailleurs, à 1,07 % aux États-Unis et à 0,9 % au Canada[16].

Également, « on a mis un temps appréciable à reconnaître que les mesures d'hygiène et de santé publique ont été plus largement responsables du succès obtenu dans le contrôle de certaines maladies contagieuses, attribuant à tort une importance démesurée aux vaccins et aux antibiotiques »[17]. « En réalité, la disponibilité des vaccins et des antibiotiques a permis de contrôler plus finement plusieurs de ces maladies, à partir du moment où l'environnement, l'alimentation et les conditions de vie rencontraient certaines exigences minimales. »[18]

La gestion de l'environnement et l'amélioration des conditions sociales présentent de meilleures garanties de prévention de la maladie que les méthodes traditionnelles d'intervention. Les saines habitudes de vie permettent également d'envisager des modifications importantes au sein de notre système. En voici d'ailleurs un exemple éloquent : « Dr Keon fait annuellement deux douzaines de transplantations cardiaques, pour un coût total, incluant la chirurgie et les soins subséquents, d'environ 200 000 $ par personne. La probabilité de survivre dans l'année est de 85 %. Par contraste, convaincre 10 % des fumeurs et fumeuses d'arrêter de fumer sauverait la vie de 500 à 1 000 personnes qui autrement seraient mortes d'une maladie du cœur et de 2 000 de plus qui seraient mortes d'autres maladies reliées au tabagisme. Pour obtenir le même résultat, c'est-à-dire sauver 3 000 vies, il faudrait faire des transplantations cardiaques à 3 600 personnes à un coût d'environ 3/4 de milliards de dollars. »[19] (Traduction libre.)

L'innovation technologique : rendement décroissant ?

La technologie dans le domaine de la santé englobe non seulement l'ensemble des instruments, appareils, médicaments et procédures utilisés dans la prestation des services de santé, mais aussi l'organisation assurant la prestation de ces services[20]. On retrouve les technologies préventives, curatives, palliatives et celles utilisées dans la réadaptation.

• L'évaluation

L'innovation a été importante ces dernières décennies. Pour les technologies de faible et de moyenne intensité, l'industrie privée ainsi que les professionnels et professionnelles de la santé, surtout les médecins, ont provoqué une évolution importante de leur utilisation. Quant aux technologies de haute intensité, la diffusion s'est faite sous l'essor plus particulier de l'entreprise privée[21].

Toutefois, la diffusion se fait souvent sans qu'aucune évaluation formelle n'ait été faite[22]. Dans le domaine pharmaceutique, l'évaluation serait maintenant plus systématique. Les « évaluations et les moyens de contrôle sont beaucoup moins développés pour les instruments médicaux et totalement absents dans le cas des procédures médicales et chirurgicales »[23].

Cependant, des 3 500 sortes de médicaments actuellement disponibles au Canada, 1 500 ont été mises sur le marché avant 1963, donc avant que des évaluations systématiques n'aient débuté. Il importe de souligner que les évaluations actuellement effectuées le sont par des compagnies pharmaceutiques privées, ce qui laisse planer un certain doute sur la fiabilité des résultats[24]. En effet, les entreprises privées sont à la fois juge et partie.

L'évaluation de la technologie devrait porter sur la sécurité, l'efficacité, la faisabilité, les indications d'utilisation, les coûts, les coûts-efficacité, de même que sur les implications sociales, économiques et éthiques[25]. Or, l'évaluation ne porte généralement que sur le fonctionnement sécuritaire des appareils médicaux.

Pour ce qui est des thérapies médicales, incluant les chirurgies, l'impact des interventions sur la santé n'a été scientifiquement examiné qu'une fois sur cinq. Dans 75 % des recherches effectuées, les conclusions ne sont pas évidentes[26]. Comme le précise d'ailleurs la Corporation des médecins du Québec[27], « environ le quart seulement de ce qui est publié constitue une contribution valable pour la science médicale. Si on ajoute à cela les concepts et pratiques qui ont pris origine avant l'ère actuelle et qui n'ont pas été soumis aux règles de la méthode scientifique, le moins que l'on puisse dire est que la profession doit être réaliste, lucide et modeste : plusieurs pratiques non prouvées scientifiquement ont encore cours en médecine ». De plus, la formation médicale, contrairement à l'opinion populaire, est peu orientée vers une approche scientifique. Ainsi, les médecins peuvent difficilement être critiques à l'égard des résultats statistiques et épidémiologiques obtenus dans ces recherches[28].

Les pratiques sociales sont également peu évaluées. Toutefois, contrairement au domaine de la santé, la mise en place de nouvelles méthodes se fait assez lentement. La pratique sociale n'a que faire des appareils techniques et des médicaments. Les risques sont de ce fait moins élevés.

• **Quelques résultats**

Pour Roberge, « les possibilités réelles de la médecine moderne peuvent se résumer comme suit :

1. Le diagnostic médical dévoile rarement les causes primaires des maladies et permet surtout de décrire les symptômes et certaines conséquences ;

2. Les traitements sont principalement limités à l'usage des médicaments et à la chirurgie. Ils sont efficaces dans le cas des accidents et de plusieurs maladies infectieuses. Pour les autres maladies, l'efficacité des traitements est peu ou mal connue, et la tendance générale est de sous-estimer les effets secondaires des médicaments et les traumatismes chirurgicaux ;

3. Plusieurs causes de maladies sont associées à l'environnement, au stress, à l'alimentation et au vieillissement. Elles sont effectivement hors de portée de la médecine moderne et ne peuvent être abordées qu'au niveau de la prévention »[29].

« Il est suggéré que moins de 20 % des interventions préventives, diagnostiques, thérapeutiques et restauratrices sont, sur la base de données scientifiques raisonnables, plus utiles que neutres ou nuisibles à la santé. »[30] De plus, « il est connu que chaque fois qu'un traitement dépourvu d'action spécifique est utilisé en situation expérimentale, on peut s'attendre à ce que de 30 % à 40 % des sujets soumis à l'expérience en retirent des effets subjectifs ou objectifs, désirables ou indésirables. Tout acte médical a ou peut avoir des effets spécifiques et a un effet placebo dont l'importance relative est inconnue »[31].

Malgré ces limites, la population continue de croire que plus les médecins interviennent soit par un nombre important d'examens, d'interventions chirurgicales ou d'ordonnances, plus ils s'occupent de la santé et du bien-être des individus. Mais puisque la plupart des visites se terminent par la remise d'une ordonnance de médicaments ou la prescription d'analyses plus poussées, comment ne pas croire alors que la visite chez le médecin était nécessaire, sinon indispensable, même pour un simple rhume ? La solution proposée par le médecin apparaît souvent comme la seule valable[32]. Notre culture véhicule que la qualité des soins est synonyme de haute technologie, son recours étant fort prisé de la population. On doute rarement de l'efficacité de l'intervention médicale.

Pourtant, les inefficacités sont nombreuses. Ainsi, de 4 % à 10 % des admissions dans les centres hospitaliers proviennent de mauvaises réactions aux médicaments. Dans le cas des personnes âgées, ce pourcentage s'élevait à près de 20 % après 170 admissions consécutives à l'unité gériatrique de l'hôpital universitaire de Saskatoon. Le résultat de 100 autopsies effectuées dans un hôpital ontarien a démontré, par ailleurs, que pour 36 de ces cas, les mauvaises réactions aux médicaments sont responsables du décès[33].

Les médicaments peuvent, de plus, aggraver certains problèmes sociaux. Par exemple, l'utilisation de tranquillisants chez les femmes aux prises avec des problèmes de violence conjugale maintient celles-ci dans des situations à risque.

Les technologies diagnostiques et thérapeutiques se développent rapidement. « Cependant, peu de ces progrès auront un effet radical sur l'état de santé en général. »[34] Certaines technologies peuvent même nuire à l'état de santé. Par exemple, de Poupourville[35] souligne que l'utilisation du monitoring fœtal dans le cas de grossesses normales provoque des césariennes inutiles. Il est intéressant de mentionner que l'Organisation mondiale de la santé (OMS) considère acceptable un taux de césariennes de 10 % à 12 %. Or, le taux québécois est de 19 %. Ajoutons que le taux d'épisiotomies acceptable selon l'OMS est de 20 %, alors que celui observé au Québec s'élève à 64,7 %[36].

D'autres technologies, si elles peuvent accélérer le diagnostic, ne conduisent pas nécessairement à une amélioration de la santé. « Par exemple, une étude portant sur dix ans d'utilisation de scintigraphie pour des tumeurs cérébrales à John Hopkins montre que le nombre de ces examens a été multiplié par dix et les délais d'intervention considérablement raccourcis ; en revanche, il n'y a pas eu d'amélioration du taux de survie après l'opération. »[37]

Certaines pratiques médicales sont également discutables. Une étude sur les taux d'hystérectomies démontre que, durant la période de 1966 à 1976, le taux d'hystérectomies standardisé pour l'âge diminue de 11 % au Canada, ne diminue que très légèrement en Angleterre alors qu'il augmente de 18 % aux États-Unis. On a conclu que ces différences étaient dues à une croissance plus faible des dépenses en santé en Grande-Bretagne et au Canada, ce qui suggère des différences dans le contrôle de la technologie. L'état de santé des femmes ne s'avère nullement un facteur explicatif [38].

Entre 1975 et 1985, le taux de mortalité périnatale est passé de 14,2 à 8,2 pour 1 000 naissances. Cette baisse est en majeure partie attribuable à l'augmentation du taux de survie des enfants de poids inférieur à 2 500 grammes, rendue possible grâce au progrès en périnatalogie[39]. La technologie permet donc de maintenir en vie des bébés qui autrement seraient décédés. Or, on constate en même temps que « le pourcentage de bébés pesant moins de 2 500 grammes à la naissance est stable depuis 1979, passant de 6,5 % à 6,3 % en 1985, ce qui relègue le Québec au 15e rang parmi les pays industrialisés »[40]. La médecine réussit donc à maintenir des bébés de petit poids en vie mais elle échoue à réduire leur nombre.

Le moyen utilisé pour réduire la mortalité infantile est plus coûteux et plus néfaste à l'égard de la santé que la réduction du nombre de naissances de bébés de petit poids. En effet, bien des mesures préventives, telle une meilleure alimentation, peuvent de façon très efficace réduire le nombre de naissances de bébés de petit poids. À plus long terme, ces enfants présentent de nombreux problèmes. En voici quelques-uns :

1. ils ont un séjour postnatal moyen et de réhospitalisation au cours de la première année plus long ainsi qu'un taux d'hospitalisation plus élevé dans les deux premières années ; il s'ensuit une séparation mère-enfant pouvant influencer cette relation ;

2. ils ont un risque plus élevé d'anomalie, de problème neurologique, d'infirmité motrice cérébrale ;

3. ils sont plus susceptibles d'avoir des capacités intellectuelles et scolaires moindres ;

4. ils ont une fréquence plus élevée de maladies (notamment des voies respiratoires) et de problèmes visuels et auditifs ;

5. ils peuvent avoir des troubles de langage, de motricité, d'activité et une croissance plus lente[41].

Ainsi, en plus d'être inefficaces, certaines pratiques sont coûteuses. Au Manitoba, une équipe de chercheurs a examiné le cas de 2 000 patients et patientes ayant subi une ablation de la vésicule biliaire[42]. Il en est ressorti que l'ablation occasionne davantage de décès que l'absence d'intervention. Or, en 1983, 50 000 ablations de la vésicule biliaire ont été effectuées au Canada à un coût d'environ 75 à 100 millions de dollars. Si on ajoute à cela les jours de travail perdus et les décès dus aux conséquences négatives de ces interventions, on obtient pour une année des frais de 200 millions de dollars. Cette somme serait, par ailleurs, suffisante pour payer une chambre d'hôtel à 100 $ la nuit à 6 000 sans abri, et ce, jusqu'à la fin de leur vie.

Ces quelques exemples nous montrent que la pratique médicale peut être remise en cause. Dans un contexte où l'on doit trouver les meilleurs moyens pour améliorer l'état de santé et de bien-être de la population, et ce à un coût acceptable, des évaluations, plus nombreuses et plus complètes, sont de toute évidence nécessaires. Les évaluations doivent, de plus, « s'accompagner d'une stratégie de communication et surtout de moyens efficaces de contrôle de la diffusion »[43].

Également, des critères doivent être élaborés pour faciliter les choix publics. À cet égard, William suggère une limite de coût par intervention, soit le PNB par personne : 4 000 livres sterling[44]. Ces coûts sont calculés en QALY (quality adjusted life years) : nombre d'années de vie, rajusté pour la qualité de vie. Avec ce critère, trois interventions sont éliminées de la liste qui suit : la greffe du cœur, le pontage de l'artère coronaire et la dialyse à l'hôpital.

	Coût par QALY gagnée (livres sterling)
Stimulateur cardiaque	670
Remplacement de l'articulation de la hanche	750
Remplacement d'une valvule de l'orifice aortique	950
Pontage de l'artère coronaire gauche	1 040
Greffe du rein	3 000
Greffe du cœur	5 110
Pontage de l'artère coronaire	11 400
Dialyse à l'hôpital	14 000

De tels critères ne sont toutefois nullement exhaustifs. D'autres d'ordre éthique devraient également être pris en considération dans le processus. Actuellement, toutes les interventions énumérées dans cette liste sont assumées par le gouvernement du Québec. Rien n'indique qu'il en sera autrement dans les années futures. Les Québécois et les Québécoises tiennent en effet à l'accès universel et gratuit aux services de soins.

Les files d'attente

Dans une économie de marché, les files d'attente provoquent des mouvements de prix. Par exemple, une entreprise qui ne pourrait continuer sa production faute de ressources sera prête à offrir un prix plus élevé pour les obtenir. Aussi, lorsque la demande pour un bien est élevée et dépasse la capacité de production de l'entreprise, celle-ci pourra hausser le prix de son produit.

Dans le domaine sociosanitaire, ce mécanisme joue marginalement. En effet, la plupart des services de soins sont assumés collectivement et sont gratuits pour les individus qui y recourent. Il ne peut donc y avoir d'augmentation de prix en présence d'une pénurie, d'où les files d'attente inévitables. Elles peuvent ne durer qu'un court moment, le temps que les ajustements se fassent. Mais elles peuvent aussi persister plus longtemps et indiquer des déséquilibres plus profonds. Plusieurs solutions s'offrent alors, entre autres celles d'augmenter les ressources à ces endroits ou de réaménager l'allocation des ressources pour éliminer ce déséquilibre.

Il est beaucoup plus facile pour ceux qui offrent les services d'exiger des budgets additionnels que d'établir des critères de rationnement. En effet, leur budget, alloué par un tiers, ne pourra satisfaire tous leurs besoins. Pour effectuer un rationnement, ils doivent établir des critères d'allocation en fonction des sommes allouées. Les besoins sont, on le sait, illimités ; en l'absence de critères, il y aura nécessairement des files d'attente.

Toutefois, les sommes allouées peuvent, même avec un rationnement, ne pas satisfaire les besoins fondamentaux. Mais la file d'attente peut également provenir de distorsions dans le système. Par exemple, il y a des listes d'attente pour certaines chirurgies dont les résultats sont pourtant fort discutables. Parallèlement, bien des familles ont besoin d'un service de relais. Or, ce service public n'existe pas : une file d'attente ne peut donc être observée. Peut-on dire que les besoins de financement sont davantage justifiés dans le premier cas ?

Les attentes sont considérables dans plusieurs domaines : la protection des enfants victimes d'abus et de négligence, l'adoption internationale, les services en toxicomanie, les maisons d'hébergement pour femmes violentées, les services de garde pour les poupons, l'aide à domicile et les services psychosociaux dans les CLSC. Ces demandes s'avèrent, a priori, toutes légitimes. Toutefois, avant de proposer des sommes additionnelles, il importe à chaque fois d'analyser l'efficacité des interventions. Ajouter des sommes là où il y a inefficience ne peut qu'envenimer la situation.

Si une liste d'attente pour un service public indique une demande, elle n'exprime pas nécessairement un besoin prioritaire pour une collectivité. Dans le domaine sociosanitaire, le rationnement est inéluctable. Et la file d'attente peut même s'avérer le moyen le plus équitable pour rationner les services : chacun attend son tour, peu importe son revenu.

Les améliorations à faire dans le domaine des services de santé et d'adaptation sociale sont nombreuses. Peu d'évaluations sont faites sur l'efficacité des pratiques sociales et médicales. Pourtant, il y a là des dépenses considérables. Lorsque des évaluations sont faites, l'efficacité des interventions est souvent remise en cause.

Les inégalités sociales à l'égard de la santé et du bien-être persistent. Les données sur la pauvreté et la répartition du revenu ne permettent pas d'espérer une amélioration. Les saines habitudes de vie étant le lot des gens les plus instruits et fortunés, on peut même s'attendre à une augmentation des inégalités.

Les files d'attente ne correspondent pas toujours à des besoins réels en matière d'amélioration de la santé et du bien-être de la collectivité. Elles peuvent, au contraire, être synonymes d'inefficacité. Avant d'y affecter des sommes supplémentaires, des évaluations sont nécessaires.

4.2
LES INSATISFACTIONS DE LA POPULATION

Les opinions sur le système public et le recours à des services parallèles

La population canadienne semble assez satisfaite de son système public de santé comparativement aux populations américaine et britannique[45]. Les Québécois et les Québécoises ont également indiqué, dans une enquête menée en 1987[46], une assez grande satisfaction à l'égard de leur système public[47]. Toutefois, si les Québécois et Québécoises éprouvent généralement une grande satisfaction, il n'en est pas de même pour tous les types de services et pour toutes les clientèles. Le recours à des services parallèles dénote également une certaine insatisfaction.

• Les services publics

En 1976, 49 % des gens indiquaient que les médecins cherchaient davantage à faire de l'argent qu'à guérir leurs patients. En 1982, ce pourcentage augmente et atteint 65 % des personnes interrogées. En 1976, 60 % de la population croit que la plupart des gens seraient en meilleure santé s'ils allaient consulter un médecin ; ce pourcentage diminue à 35 % en 1982. De plus, 90 % de la population désire que les médecins fassent des visites à domicile. Par contre, la population ne semble pas avoir éprouvé de difficulté à obtenir un rendez-vous pour les visites en clinique médicale privée[48].

En 1988, parmi les Canadiens et Canadiennes qui ont été hospitalisés au cours des 12 derniers mois, 73 % ont indiqué une très grande satisfaction[49]. Au Québec, en 1978, 83 % des personnes hospitalisées au cours des 12 derniers mois ont signalé leur satisfaction[50].

L'enquête réalisée dans le cadre de la Commission Rochon[51] montre que 90 % de la population pense qu'il est difficile de trouver une place dans un centre d'accueil pour une personne âgée. Parmi les individus qui aident les personnes âgées, soit 4,6 % de la population, 72 % se sont dits satisfaits de l'aide que la personne âgée a reçue du secteur public. Lorsque cette question a été posée à ceux et celles qui ont personnellement effectué des démarches pour une personne âgée, ce pourcentage diminue à 52 %.

En 1985, le Centre des services sociaux du Montréal métropolitain (CSSMM) a réalisé une enquête auprès des bénéficiaires et des intervenants et intervenantes[52]. Les services aux personnes âgées (logement, maladies physiques) viennent au premier rang. La clientèle des personnes âgées est celle qui a dû rencontrer le plus de personnes avant d'avoir un service, soit 2,2 contacts en moyenne. De plus, 18,1 % d'entre elles ont déclaré que les services reçus n'ont pas permis de résoudre leur problème.

En 1982, les deux tiers des personnes interrogées pensent que le gouvernement n'en fait pas assez pour les familles monoparentales[53]. En 1987, lors de l'enquête réalisée pour la Commission Rochon, on a de nouveau demandé à l'ensemble des personnes interrogées si, selon elles, le gouvernement aidait suffisamment les chefs de famille monoparentale ; plus de la moitié (54,5 %) croit que non. Ce pourcentage augmente à 77,9 % lorsque l'on tient compte uniquement des familles monoparentales.

En ce qui concerne les personnes handicapées, les répondants et répondantes sont d'accord pour affirmer que notre système répond très bien à leurs besoins. Lorsque l'on distingue, parmi les personnes consultées, celles ayant ou non un handicap, on observe que 83,6 % des personnes handicapées sont d'accord avec cette affirmation alors que ce pourcentage diminue à 65,4 % pour les personnes non handicapées.

• **Les médecines douces**

Parmi la population québécoise, 14,1 % a déjà consulté des praticiens et praticiennes de médecines douces alors que pour la seule année précédant l'enquête, c'est 11,4 % de la population qui a consulté[54]. La chiropratique et l'acupuncture sont les médecines douces auxquelles la population a le plus recours. Le taux d'efficacité perçue est de 69,9 % pour les services d'acupuncture, de 74,4 % pour la chiropratique et de 76,2 % pour la naturopathie.

Dans le cas des maux de dos, on apprend que 43,9 % de la population atteinte consulte des thérapeutes de médecines douces. Les données sur la satisfaction et l'efficacité perçues sont plus favorables à l'égard des thérapeutes autres que les médecins en ce qui concerne :

- l'examen physique ;

- l'explication des traitements proposés ;

- l'aide de l'intervenant ou intervenante pour mieux comprendre le problème ;

- les améliorations après un mois.

Dans l'enquête Santé Québec, on a demandé, à ceux et celles qui étaient âgés de plus de 15 ans, si des dépenses pour des soins ou des services reliés à un problème de santé (médicaments, frais dentaires, prothèses, lunettes, thérapeutes, etc.) avaient été faites au cours des quatre derniers mois. Parmi les personnes ayant consulté, 17,5 % ont effectivement payé des frais ; 36,2 % de ces dernières ont consulté des thérapeutes en médecines douces. Près des deux tiers de ces thérapeutes sont des chiropraticiens et chiropraticiennes[55].

Récemment, un sondage réalisé auprès de la population adulte de la région de Québec[56] indiquait que 29,9 % avait déjà eu recours à la médecine douce. Parmi les personnes qui ont consulté, 49,4 % se sont déclarées très satisfaites et 25,1 % assez satisfaites. On a recours le plus souvent, par ordre d'importance, à la chiropratique, à l'acupuncture et à l'homéopathie.

Pour 77,2 % de la population[57], l'utilisation des services alternatifs découle de l'absence de guérison en médecine traditionnelle. Parmi les personnes qui ont effectivement eu recours à des médecines douces, ce pourcentage augmente à 85,8 %. Également, 79,5 % de la population affirme que les gens consultent en médecine douce afin d'éviter de prendre des médicaments. Ce sont pour des symptômes chroniques et des problèmes courants de santé que les personnes consultent le plus.

On a également demandé si la médecine douce n'était qu'une mode : 76 % ont répondu par la négative[58] ; les médecines douces seraient donc là pour rester. Par ailleurs, 68,2 % de la population croit que le recours aux médecines douces ne découle pas d'un mécontentement à l'égard de la médecine « traditionnelle » mais de l'émergence d'une nouvelle culture. Toutefois, six personnes sur dix sont d'accord pour affirmer l'inefficacité ou le côté inhumain de la médecine traditionnelle.

Les groupes d'intérêts ou d'action sociale

Des groupes communautaires se créent et mettent en doute les modes d'intervention gouvernementale. Leur nombre est imposant et il suffit de consulter les pages jaunes de tout annuaire téléphonique pour en découvrir l'ampleur.

Bon nombre de ces groupes ont surgi au cours des années 1970. En effet, « nombre de comités de citoyens et groupes populaires, constatant l'échec de leurs stratégies de revendications institutionnelles, orientent leurs actions soit vers des mobilisations directement politiques, soit vers la création d'alternatives ou de services autogérés. Coopératives d'habitations, comités de locataires, cliniques juridiques et médicales populaires, organisations de chômeurs et d'assistés sociaux, mouvement des femmes se développent »[59].

Avec les années 1980, le rôle de l'État est sérieusement remis en question. Les gouvernements, dans leur souci de réduire les dépenses gouvernementales, viennent à glorifier certaines interventions de groupes communautaires. Leur complémentarité au réseau public est alors mise en exergue. Pour sa part, le gouvernement du Québec a choisi de les rentabiliser en accordant la priorité aux projets qui conviennent le mieux à ses orientations en matière de santé et d'adaptation sociale. De plus, il lie les subventions à la performance des groupes. Parallèlement, le gouvernement cherche à rentabiliser ses budgets en ciblant les clientèles les plus démunies. Par conséquent, dans le domaine de l'adaptation sociale, il n'est pas « surprenant de constater la perdurance d'une nouvelle dynamique, soit celle de la spécialisation des ressources du réseau public dans la protection, et de voir que les ressources communautaires sont potentiellement les seules garantes des fonctions de développement social et de prévention, naguère assumées par le réseau public »[60].

Ainsi, alors que plusieurs groupes revendiquent des changements dans les orientations des gouvernements, ils doivent de plus en plus composer avec le type de reconnaissance qu'ils leur offrent et qui les confine dans un rôle restreint. Pour plusieurs, l'approche globale et préventive constitue précisément leur originalité par rapport aux services publics actuels. Alors que les demandes de services ou de consultation de la population augmentent à leur égard, le financement ne suit pas. Les groupes ne veulent pas faire les frais des restrictions budgétaires.

De plus, bien des revendications ou attentes de ces groupes ont été laissées pour compte. Prenons l'exemple des groupes de femmes qui continuent de dénoncer l'orientation trop médicale des interventions, la professionnalisation, la victimisation des femmes ainsi que le caractère sexiste du système. Elles parlent d'auto-santé (développement personnel de connaissances pour prévenir la maladie, la reconnaître et rétablir la santé), de prise en charge, d'humanisation, d'évaluation des interventions, soit des thèmes qui vont dans le sens d'une amélioration de la santé et du bien-être de la population.

Pour les groupes de femmes, la non-reconnaissance des sages-femmes est un bel exemple du peu d'écoute de leurs besoins, malgré un large consensus dans la population. Or, seuls des projets-pilotes sont proposés, à une date toujours indéterminée. Également, les centres de santé des femmes qui font la promotion de l'auto-santé et qui doivent suppléer au manque de services en matière d'avortement disparaissent faute de financement adéquat. Les centres de référence et d'animation, qui visent à ce que les femmes vainquent divers obstacles à leur insertion sociale, réussissent à survivre grâce à de faibles subventions.

Les conclusions qu'on peut tirer concernant la satisfaction de la population face au système public sont mitigées. D'abord, on constate une satisfaction générale à l'égard des services publics actuels bien que la population émette également des réserves vis-à-vis certains services. Par ailleurs, la population souhaite des améliorations, comme une meilleure place aux médecines douces.

L'émergence des groupes communautaires et leur survie dépendent, pour une bonne part, des orientations gouvernementales. La population réagit ainsi au mode d'allocation des ressources gouvernementales en suppléant à son insuffisance, à son inefficacité ou à son iniquité. On se regroupe également pour revendiquer plus de services publics ou pour exiger des modifications aux orientations actuelles. Le nombre imposant de ces groupes constitue à lui seul une indication de l'insatisfaction à l'égard des services publics.

4.3
L'ÉTHIQUE

Les choix politiques et sociaux

Il est fréquent que des choix éthiques s'opposent aux résultats d'évaluations économiques basées sur des critères d'efficacité et d'efficience. Prenons l'exemple des soins de santé aux personnes très âgées. Si l'on retient des critères spécifiques (gains en espérance de vie, taux de succès de l'intervention ou gains en productivité au travail relativement aux coûts des interventions), le rapport bénéfices/coûts se révèle souvent faible, du moins plus souvent que pour les jeunes. Ainsi, du point de vue d'un optimum économique, certaines interventions ne devraient pas être effectuées. Or, d'autres critères tels que la dignité humaine ou les droits des personnes âgées peuvent faire primer des choix publics différents.

Par exemple, lorsque le gouvernement néglige de réparer un tronçon de route alors que ce dernier occasionne de nombreux accidents, on a fait un choix. Des gens seront blessés ou mourront en raison de cette absence d'intervention. Lorsque le nombre de personnes sans emploi augmente parce qu'un gouvernement a choisi de ne pas imposer davantage les personnes à haut revenu, il a fait un choix en matière de santé et de services d'adaptation sociale. Le lien entre la pauvreté et les inégalités de santé en est une démonstration.

Or, « la population n'est pas consciente que ce choix d'allocation de ressources peut entraîner la souffrance et la mort pour certains. Il n'est pas non plus dans l'intérêt des décideurs de le laisser savoir. La nature des mécanismes d'allocation des ressources (politiques, marché, goût des consommateurs...) est l'excuse parfaite au fait qu'une société ne prend pas de décision en matière éthique »[61].

L'allocation actuelle des dépenses gouvernementales dans le domaine de la santé et des services d'adaptation sociale abonde pourtant d'incohérences. Par exemple, on dépense des sommes considérables afin de développer de nouvelles technologies de procréation pour permettre à des parents « infertiles » de mettre des enfants au monde. Pendant ce temps, on hésite à intervenir dans le domaine de la prévention des maladies transmises sexuellement (MTS). Pourtant, bien des cas de stérilité proviennent des séquelles d'une MTS.

Ou comme le disent Lamoureux et Lesemann, « ce qui paraît paradoxal, c'est l'acharnement mis à imaginer le recours possible à des formes de ressources légères auxquelles on n'attribue qu'une infime portion des budgets sociaux, alors qu'on semble toucher d'aucune façon aux véritables sources d'accroissement des coûts que représentent les hôpitaux et les autres formes d'hébergement institutionnel, les honoraires des médecins et les salaires des professionnels et des professionnelles »[62].

Il y a aussi le regard un peu indifférent que l'on pose sur le sort des itinérants et des itinérantes, et d'un autre côté l'indignation générale que l'on observe parce que le gouvernement refuse de payer pour une transplantation d'organe. Question morale, il va sans dire ...

Or, tous ces choix ont des répercussions, non seulement sur les coûts, mais aussi sur l'amélioration de la santé et du bien-être d'une population. Pourtant, seul le processus politique porte la décision finale à l'égard de l'allocation des ressources gouvernementales. Est-ce que le processus est adéquat ? Certains groupes de la population sont-ils ainsi privilégiés au détriment d'autres groupes ?

Pour Evans[63], le processus est inadéquat parce que les dépenses tant publiques que privées dans le domaine de la santé occupent une place privilégiée, et ce probablement dans tous les pays. Ainsi, il est plus facile d'augmenter les services pour les personnes âgées, ou plus difficile de les réduire, lorsqu'il s'agit de soins médicaux ou hospitaliers. Or, bien des besoins, tels les services d'aide domestique, d'hébergement, de soutien de revenu, passent par d'autres postes budgétaires. D'où les incohérences que l'on observe quelquefois dans le mode d'allocation des ressources gouvernementales.

De plus, le processus de décision actuel peut difficilement prendre en considération les besoins des plus démunis. Comme ils sont moins organisés collectivement, leurs intérêts sont moins bien représentés que ceux d'autres groupes de la société. Or, ils sont les premiers touchés par les restrictions des politiques sociales. De plus, alors que le secteur privé est la solution à bien des problèmes, leur pauvreté leur en limite l'accès.

Certains choix politiques reposent sur des consensus bien reconnus. L'équité d'accès aux services de santé et d'adaptation sociale en est un. Ainsi, la Loi québécoise sur les services de santé et les services sociaux et la Loi canadienne sur la santé font de l'équité d'accès, sans égard au revenu, un principe de base. Chacun des partis au pouvoir, tant sur le plan fédéral que provincial, ont, depuis la promulgation de ces lois, réitéré ce principe.

Plusieurs évaluations ont été faites quant à l'impact de la gratuité des services médicaux et hospitaliers sur l'utilisation des services. Il appert que le revenu n'est plus une barrière pour accéder aux services publics[64]. Au contraire, plus on est pauvre, plus on les utilise.

L'équité d'accès ne se mesure pas uniquement en fonction du revenu. Les disparités locales et régionales ainsi que les différences d'accès des diverses communautés culturelles et autochtones demandent également à être examinées. Dans son bilan, la Commission Rochon propose des voies de solution particulières afin de mieux répondre aux besoins des communautés culturelles et autochtones. Elle souligne aussi, fort à propos, les difficultés qu'éprouvent certains groupes de la population (les familles monoparentales, les personnes handicapées, les personnes âgées) lorsqu'ils veulent obtenir des services qui répondent à leurs besoins.

« Quinze ans après la réforme du système de santé et des services sociaux, on se serait attendu à ne plus trouver de substantiels écarts entre les ratios population/professionnels des différentes régions du Québec, mais il n'en est rien. »[65] En effet, malgré les nombreuses actions menées pour réduire les disparités régionales, les inégalités d'accès demeurent. Également, certains travaux ont mis en évidence les disparités considérables de l'infrastructure du système comparées à la localisation des populations en besoin[66]. Compte tenu toutefois de la dispersion de la population québécoise et de la nécessité de concentrer certaines ressources spécialisées, ces disparités ne peuvent complètement disparaître.

Les personnes qui vivent dans des régions mal desservies doivent donc se déplacer pour obtenir des traitements. Des coûts supplémentaires sont ainsi engagés[67], des coûts directs de transport et de logement, mais également des coûts indirects sous forme de temps. Or, ces personnes assument les mêmes impôts et taxes que celles vivant dans des régions ou localités bien desservies.

Collectivement, on a décidé que tous et toutes devaient, sans égard au revenu, avoir accès aux services médicaux et hospitaliers ainsi qu'aux services publics d'adaptation sociale. « Le gouvernement a donc substitué à des critères de prix et de revenus d'autres facteurs de rationnement plus acceptables du point de vue de la justice redistributrice. Ces facteurs de rationnement que sont les listes d'attente, la pénurie de spécialistes, l'éloignement... sont socialement mieux acceptés que l'incapacité de s'offrir des soins de santé. »[68] Or, ces facteurs, tout comme les prix, peuvent défavoriser certaines clientèles.

Mais pour Fried, l'égalité d'accès est non désirable et non abordable. Il est anormal, selon lui, d'insister sur une égalité d'accès à des services de santé lorsque l'on tolère des inégalités pour des biens et services essentiels (l'alimentation et le logement) à la santé et au bien-être[69].

Les nouvelles valeurs

« Le développement de la connaissance, et ses applications au plan technologique, suscite un questionnement nouveau. Alors que les frontières de l'impossible reculent davantage à chaque jour, la société n'a plus de consensus moral. Concrètement, cela signifie que le médecin ira jusqu'où la technologie lui permettra d'aller. La limite est celle de la technologie. »[70]

Or, cette situation, en plus de conduire à plusieurs inefficacités, soulève des enjeux sociaux importants. Pouvons-nous demander aux médecins de répondre seuls à ces enjeux sociaux ? Devons-nous leur donner davantage de responsabilités ? Pouvons-nous leur dire de ne plus faire l'impossible pour sauver une vie ? Ou devons-nous leur donner des balises plus précises pour les interventions qu'ils peuvent et doivent faire ?

Le développement des nouvelles technologies de procréation constitue un bel exemple de valeurs qui sont remises en cause, dont la définition même de ce qu'est la fertilité. En effet, après un an d'essais infructueux, certains médecins considèrent le couple infertile. Alors commencent, dans certaines cliniques d'infertilité, les interventions médicales. Or, des raisons autres que médicales peuvent expliquer l'« infertilité » de la femme durant une période donnée. L'utilisation de ces technologies évolue également très rapidement. Les implications médicales et sociales d'une méthode de fertilisation sont à peine soulevées que déjà une nouvelle technique apparaît.

Toutefois, alors que les médias font état des succès de ces interventions, ils font peu mention des forts taux d'échec et des problèmes que ces technologies entraînent sur la santé des femmes. Or, puisque la population, en général, n'est pas au fait de ces situations, les scientistes peuvent continuer leurs recherches, à l'abri de bien des questions.

Par ailleurs, les médias n'accordent pas autant d'importance aux méthodes de prévention en vue de réduire l'incidence des maladies transmises sexuellement. Pourtant, leur impact sur l'amélioration de la santé et du bien-être surpasse celui des technologies de procréation.

Selon Arditti[71], les nouvelles technologies de procréation, sous une apparente neutralité, imposent un système de valeurs qui utilise le corps des femmes pour servir les intérêts du monde scientifique. Celui-ci exploite les plus pauvres au nom du profit, il dicte des choix.

Les diagnostics prénatals de plus en plus sophistiqués soulèvent également des questions éthiques. D'abord, découvrir qu'un fœtus a une anomalie entraîne presque inévitablement la question de l'avortement. La déficience est le plus souvent vécue comme un échec par les parents. Or, les diagnostics ne sont pas exacts dans 100 % des cas, les erreurs restent possibles. Finalement, la valorisation de l'être parfait qui sous-tend ce développement technologique laisse peu de place aux personnes handicapées. Certaines personnes parlent même d'eugénisme.

L'acharnement thérapeutique à l'égard des mourants et des malades chroniques pose également des problèmes d'éthique. L'approche face aux personnes maintenues en vie aux dépens de leur qualité de vie mérite d'être revue, surtout dans un contexte où les expérimentations se font de plus en plus nombreuses. L'utilisation de technologies dont les effets sont douteux nous ramène également à l'épineux problème de l'allocation des ressources. En effet, « lorsque nous prenons nos ressources pour des solutions à haute technologie, nous ne pouvons plus les allouer dans d'autres secteurs des politiques sociales où les résultats en terme de santé sont plus grands »[72]. (Traduction libre.)

La technologie médicale laisse poindre de grands espoirs. Toutefois, considérant ses coûts, les incertitudes quant à son efficacité et à ses implications sur le plan éthique, certains éthiciens proposent qu'elle soit considérée comme nocive jusqu'à preuve du contraire[73].

Le débat sur le financement des services de santé et d'adaptation sociale ne peut exclure celui sur l'éthique. En effet, nos besoins en matière de services ne sont pas tous fondés sur des critères indiscutables. Nos ressources financières n'étant pas illimitées, des choix doivent être faits. Les questions éthiques sont cependant difficiles à poser. Pensons à l'avortement ou à l'euthanasie pour nous en convaincre. Mais ces questions doivent être posées collectivement, sinon on laisse aux seules personnes qui offrent les services le soin de décider.

De plus, comme nous l'avons souligné précédemment à l'égard des technologies de procréation, il est dans l'intérêt d'une collectivité de s'interroger sur la finalité des pratiques médicales. On ne peut laisser les scientifiques, et surtout les entreprises privées dont l'objectif premier est d'abord le profit, déterminer quelles seront les valeurs d'une collectivité. Les intérêts de l'un ne coïncident pas toujours avec les intérêts de l'autre.

CONCLUSION

Nous avons fait état dans ce chapitre des inefficacités du système et des insatisfactions de la population. Nous en avons trouvé plusieurs. Mais nous en avons aussi laissé un grand nombre sous silence.

L'évaluation des interventions en matière de santé et d'adaptation sociale n'est encore qu'à ses balbutiements. Lorsque des évaluations sont faites, l'efficacité des interventions se révèle souvent faible. Ainsi, des sommes importantes sont englouties dans le système sans que la santé ni le bien-être de la population ne soient améliorés.

Dans le domaine sociosanitaire, les files d'attente sont chose courante. Contrairement au marché privé qui réagit à une demande excédentaire par des hausses de prix, les services publics ne peuvent que s'accroître ou laisser s'instaurer une file d'attente. Cependant, une file d'attente n'est pas nécessairement synonyme de sous-financement ou d'un besoin collectif réel.

Il ressort de cette analyse, même partielle, que les ajustements à faire sont nombreux. La population aimerait que l'on accorde une plus grande place à la médecine douce et que l'on tienne compte davantage des besoins des personnes âgées et des familles monoparentales. Les groupes communautaires s'interrogent également sur la place qu'on leur donne dans le système ainsi que sur les orientations actuelles de ce dernier.

Le revenu ne constitue plus une barrière pour accéder à des services publics de santé et d'adaptation sociale mais la pauvreté constitue le problème de santé numéro un. Par contre, les disparités régionales demeurent. Certaines communautés ne peuvent accéder aussi facilement que d'autres aux services publics, en raison notamment de différences culturelles.

Finalement, l'allocation des ressources dans le domaine sociosanitaire est souvent faite à l'aveuglette, faute de débat social. Le lien entre les objectifs à poursuivre et les dépenses est rarement fait. Les questions éthiques sont également à peine effleurées.

Notes

1. BÉGIN, C. *et al.* 1987, p. 115.
2. CONTANDRIOPOULOS, A.P. 1984, p. 13.
3. LUFT, H.S. 1978.
4. RACHLIS, M. et C. KUSHNER. 1989, p. 179.
5. *Ibid.*, p. 179.
6. D'ARCY, C. et C.M. SIDDIQUE. 1987.
7. SANTÉ QUÉBEC. 1988, tome 1, p. 81.
8. PAQUET, G. 1989.
9. SANTÉ QUÉBEC. 1988, tome 1, p. 203.
10. *Ibid.*, p. 208.
11. MANGA, P. 1987, p. 26.
12. SAUNDERS, P. et F. KLAU. 1985, p. 143.
13. POTVIN, L. 1987a, p. 5.
14. EVANS, R.G., J. LOMAS *et al.* 1989, p. 571.
15. OCDE. *Groupe de travail sur les politiques sociales, La santé en chiffres*, diffusion restreinte, 2e édition, 1988, tableau F-1.
16. OCDE. *Op. cit.*, tableau F-2B.
17. BANTA, D.H. *et al.* 1981.
18. ROBERGE, F. 1987, p. 16-17.
19. RACHLIS, M. et C. KUSHNER. 1989, p. 159-160.
20. OFFICE OF TECHNOLOGY ASSESSMENT, 1978 ; FINEBERG, H.V. *et al.*, 1979 ; BANTA, D.H. *et al.* 1981.
21. BATTISTA, R. 1987.
22. BATTISTA, R. *et al.* 1984, p. 184.
23. ROBERGE, F. 1987, p. 53.
24. RACHLIS, M. et C. KUSHNER. 1989, p. 115.
25. ROBERGE, F. 1987, p. 98.
26. RACHLIS, M. et C. KUSHNER. 1989, p. 10, 49 et 50.
27. CORPORATION PROFESSIONNELLE DES MÉDECINS. 1989, p. 7.
28. RACHLIS, M. et C. KUSHNER. *Op. cit.*
29. ROBERGE, F. 1987, p. 18-19.
30. WHITE, K.L. (1983) cité dans F. ROBERGE. 1987, p. 47.
31. CORPORATION PROFESSIONNELLE DES MÉDECINS. 1989, p. 8.
32. RACHLIS, M. et C. KUSHNER. 1989, p. 126.
33. RACHLIS, M. et C. KUSHNER. 1989, p. 102-103.
34. BANTA, D.H. 1987, p. 132.
35. DE POUPOURVILLE, G. 1987.
36. VALENTINI, H., Conseil des affaires sociales. *Portrait de l'interventionnisme obstétrical au Québec, 1981-1982 et 1986-1987*, conférence prononcée lors du 57e congrès de l'Association canadienne-française pour l'avancement des sciences, 1989.
37. DE POUPOURVILLE, G. 1987, p. 6.
38. VAYDA, E. *et al.* cité dans R. BATTISTA *et al.* 1984, p. 197.
39. COMITÉ DE TRAVAIL SUR LA MORBIDITÉ ET LA MORTALITÉ PÉRINATALES. *Santé et qualité de vie des enfants et des parents*, présenté au ministère de la Santé et des Services sociaux, février 1988, p.38.
40. VALENTINI, H. *Op. cit.*, p. 3.
41. COMITÉ DE TRAVAIL SUR LA MORBIDITÉ ET LA MORTALITÉ PÉRINATALES. *Op. cit.*, p. 54-55.
42. RACHLIS, M. et C. KUSHNER, 1989, p. 67-68.
43. DE POUPOURVILLE, G. 1987, p. 16.
44. Cité dans BANTA, D.H. 1987.

45. BLENDON, R.V. et H. TAYLOR. 1989, p. 151 et 153.

46. RENAUD, M., S. JUTRAS et P. BOUCHARD. 1987.

47. À l'énoncé suivant : « Le système de santé que nous avons au Québec est un des meilleurs au monde », 34 % se sont dits tout à fait d'accord et 45,4 % plutôt d'accord.

48. MSSS. *Opinions des Québécois sur certains problèmes pertinents aux activités du MSSS*, 1976 et 1982. (Entrevues téléphoniques, 2 000 personnes, population âgée de plus de 18 ans.)

49. BLENDON, R.V. et H. TAYLOR. 1989, p. 153.

50. MSSS. *Étude sur la qualité des soins de santé au Québec*, 1978. (Entrevues téléphoniques, 1 167 personnes, population âgée de plus de 18 ans.)

51. RENAUD, M. *et al.* 1987.

52. CSSMM. *Étude de l'environnement externe*, 1985 (enquête auprès des bénéficiaires).

53. MSSS. *Opinions des Québécois sur certains problèmes pertinents aux activités du MSSS*, 1982.

54. RENAUD, M. *et al.* 1987.

55. Les données proviennent de compilations spéciales de l'enquête Santé Québec effectuées pour le Conseil des affaires sociales.

56. Sondage IQOP/Le Soleil. *Le Soleil*, 13 août 1989. Ce sondage téléphonique a été réalisé en juin 1989 auprès de 450 personnes.

57. RENAUD, M. *et al.* 1987.

58. Sondage IQOP/Le Soleil. *Op. cit.*

59. LAMOUREUX, J. et F. LESEMANN. 1987, p. 22.

60. *Ibid.*, p. 201.

61. POTVIN, L. 1987a, p. 12.

62. LAMOUREUX, J. et F. LESEMANN. 1987, p. 199.

63. EVANS, R.G. 1984, p. 462.

64. MANGA, P., R.W. BROYLES et D. ANGUS. 1984, p. 3-59.

65. COMMISSION ROCHON. 1987, p. 546.

66. CÔTÉ, C. et C. BARRIAULT. 1987.

67. Lors du budget provincial du 16 mai 1989, une nouvelle mesure a été mise sur pied pour tenir compte de cette situation. Il s'agit d'un crédit d'impôt égal à 20 % des frais « raisonnables » de transport, de déplacement et de logement, lors d'un séjour « prolongé », engagés dans l'année pour obtenir au Québec des soins médicaux dans un lieu éloigné « d'au moins 250 kilomètres » de la résidence de la personne bénéficiant de soins médicaux. Or, si cette mesure constitue une amélioration par rapport à la situation antérieure, ses critères limitatifs ainsi que le montant du crédit ne peuvent corriger les inégalités. Les personnes qui demeurent dans une région mal desservie devront encore assumer des coûts supplémentaires.

68. POTVIN, L. 1987a, p. 9.

69. MANGA, P. 1987, p. 19-20.

70. POTVIN, L. 1987a, p. 2.

71. ARDITTI, R. « Male science and the technological fix : the case of the new reproductive technologies » dans *Sortir la maternité du laboratoire*, actes du forum international sur les nouvelles technologies de reproduction organisé par le Conseil du statut de la femme, Montréal, 29, 30 et 31 octobre 1987.

72. RACHLIS, M. et C. KUSHNER. 1989, p. 71.

73. MANGA, P. 1987, p. 137.

CHAPITRE 5

Conclusion et orientations

En 1988-1989, plus de 9 milliards et demi de dollars sont affectés aux dépenses en matière de santé et d'adaptation sociale par le gouvernement du Québec, soit 1 444 $ par personne. Ces dépenses se chiffrent à 6,9 % du produit intérieur brut (PIB) et représentent 30,3 % des dépenses gouvernementales.

De 1979-1980 à 1988-1989, le produit intérieur brut s'est accru de 109 %. Pendant cette période, l'ensemble des dépenses gouvernementales au Québec a augmenté de 104,6 % alors que les dépenses dans le domaine de la santé et de l'adaptation sociale ont crû de 111,1 %. Ainsi, pour l'ensemble de la période, ces dépenses sont légèrement supérieures à l'ensemble des dépenses gouvernementales. La croissance de ces dépenses a également été supérieure à la croissance économique.

En excluant de ce niveau de croissance l'impact attribuable à la seule hausse du coût de la vie, les dépenses en matière de santé et d'adaptation sociale ont, pour cette même période, augmenté de près de 20 % au lieu de 111,1 %. Le quart de la hausse des dépenses, en dollars constants, est imputable à l'augmentation de la population. En excluant également cette dernière, des baisses dans le volume de services ont été observées pour la seule année 1982-1983. En dollars de 1981, les dépenses par personne s'élèvent à 991,08 $ en 1988-1989 par rapport à 869,40 $ en 1979-1980.

Afin de tenir compte de l'ensemble des dépenses publiques, il faudrait inclure les dépenses allouées à la santé et à l'adaptation sociale par la Régie de l'assurance automobile et la Commission de la santé et de la sécurité du travail. Il s'agit, pour l'année 1987, d'environ 275 millions de dollars.

Pour obtenir un portrait le plus fidèle possible des dépenses dans le domaine sociosanitaire, on doit également prendre en considération les dépenses du secteur privé. Souvent sous-estimées, elles comptent pourtant pour une part aussi grande, sinon plus, que les dépenses publiques parmi l'ensemble des dépenses en matière de santé et d'adaptation sociale. Les dépenses privées pour des services de santé s'élèvent, en 1985, à plus de deux milliards de dollars, et le travail domestique lié à des services de santé et d'adaptation sociale équivaut, en 1988, à une contribution d'une valeur minimale de 9,3 milliards de dollars. Quant au travail bénévole, sa valeur s'élève, pour cette même année, à 604 millions de dollars.

Dans les quatre chapitres précédents, on a tour à tour examiné les sources de financement et leurs limites. De cet exercice, cinq orientations en matière d'allocation des ressources sont suggérées. Celles-ci sont essentiellement de nature politique. Il ne peut d'ailleurs en être autrement. Nos institutions politiques étant celles qui dictent les choix budgétaires et le montant de nos impôts et taxes, toute suggestion interpelle les choix politiques en matière d'allocation des ressources.

5.1
SUR L'ALLOCATION DES RESSOURCES
DANS LE SYSTÈME DE SANTÉ ET DE BIEN-ÊTRE

> **La façon dont les budgets sont actuellement alloués au système de santé et d'adaptation sociale donne lieu à des inefficacités et à des iniquités. De meilleurs résultats quant à l'amélioration de la santé et du bien-être pourraient donc être atteints en modifiant l'allocation des ressources.**
>
> **De plus, les objectifs d'amélioration de la santé et du bien-être sont presque inexistants. On ne saurait alors conclure à un sous-financement des services de santé et d'adaptation sociale puisque nous ne pouvons évaluer si les dépenses actuellement engagées atteignent ou non des objectifs.**

On doit s'interroger, comme l'a fait l'économiste Robert G. Evans, sur le besoin d'accorder des budgets supplémentaires, surtout dans le domaine des services de santé, car il n'y a aucune limite dans la capacité du système à se développer. De plus, la puissance et l'étendue des groupes d'intérêts, particulièrement le corps médical, les industries pharmaceutiques et de technologies médicales, se développent à mesure que le système de soins prend de l'expansion. Il devient ainsi plus difficile de les contrôler politiquement et surtout de contrôler le système lui-même. Investir des sommes additionnelles, qu'elles proviennent du secteur public ou privé, ne ferait donc que masquer les inefficacités et les iniquités et pourrait même conduire à les amplifier.

Les résultats en matière d'amélioration de la santé et du bien-être semblent rarement probants relativement aux sommes investies. Les analystes parlent de plus en plus de rendement décroissant pour décrire cette situation. Par exemple, « il est suggéré que moins de 20 % des interventions préventives, diagnostiques, thérapeutiques et restauratrices sont, sur la base de données scientifiques raisonnables, plus utiles que neutres ou nuisibles à la santé »[1]. Plus encore, bien peu de techniques biomédicales ont eu un effet radical sur l'amélioration de l'état de santé ; elles sont destinées à atténuer les symptômes, les inconvénients et les malaises ainsi qu'à retarder la mort[2].

De plus, les résultats de plusieurs recherches montrent l'efficacité, toute relative, du système de santé comparativement à d'autres formes d'intervention[3]. Une recherche produite à partir de certificats de décès souligne d'ailleurs que la plupart de nos gains en espérance de vie sont apparus bien avant que la médecine n'ait mis au point des techniques efficaces pour contrer les maladies infectieuses. La victoire sur les infections serait principalement attribuable à une nourriture plus abondante et appropriée, à la salubrité de l'eau et des logements et à la meilleure gestion des déchets.

Par ailleurs, simultanément à la régression progressive des formes aiguës de la maladie, l'impact global des maladies chroniques et dégénératives ne cesse de s'aggraver. Si des gains sur la mort ont été obtenus au cours des années 1970 (maladies ischémiques du cœur, maladies cérébrovasculaires, traumatismes routiers, mortalité périnatale, cancer du sein et du col de l'utérus), on doit reconnaître que la prévalence des maladies qui influent sur la qualité de vie des individus et sur leur capacité fonctionnelle, en particulier les maladies transmises sexuellement, l'hypertension, les maladies respiratoires et rhumatismales, est en croissance[4].

D'autre part, il ne fait maintenant aucun doute que les inégalités sociales en matière de santé persistent. Les personnes provenant de milieux socio-économiquement défavorisés connaissent une espérance de vie plus faible à la naissance, une mortalité infantile plus importante, des taux d'incapacité permanente plus élevés, des troubles mentaux plus fréquents. Certaines modifications dans le comportement de la population portent même à croire que les inégalités s'accroîtront. En effet, les changements dans le style de vie, telles une meilleure alimentation, la réduction du tabagisme et l'activité physique, rejoignent davantage les personnes à plus haut revenu et à scolarité plus élevée.

Le revenu ne constitue plus une barrière pour obtenir des services. Au contraire, plus on est pauvre, plus on utilise les services curatifs. La prévalence plus élevée de problèmes de santé et de problèmes sociaux parmi les personnes provenant d'un milieu socio-économiquement défavorisé est devenue un déterminant plus important que le revenu pour expliquer les écarts dans l'utilisation des services. Ainsi, même si notre système accorde à tous et à toutes un accès égal aux services publics, cette accessibilité ne permet pas d'atteindre un même niveau de santé et de bien-être.

De surcroît, la situation socio-économique a également une influence sur les types de services utilisés. Ainsi, les personnes à revenu plus élevé investissent davantage dans la prévention. Non seulement elles utilisent plus les services publics à caractère préventif mais leur niveau de revenu leur permet aussi d'investir un peu plus dans des activités préventives : soins dentaires, soins des yeux, nutrition, consultation d'un ou d'une psychologue.

Dans le domaine social, les problèmes sont nombreux et certains sont en progression : négligence et abus à l'égard des jeunes enfants, violence faite aux femmes et aux personnes âgées, délinquance, itinérance, suicide chez les adolescents et les adolescentes, surcharge de tâches et de responsabilités pour certaines familles monoparentales, difficultés liées à l'absence, à la perte ou à la diminution de l'autonomie fonctionnelle, difficultés d'intégration des immigrants et immigrantes[5].

Finalement, les disparités régionales demeurent malgré la panoplie de mesures mises en place pour contrer la concentration des services dans les régions à plus forte densité de population. Pour terminer, les communautés culturelles, les autochtones, les femmes, les personnes âgées, éprouvent également des difficultés d'accès, en raison non seulement des besoins qui leur sont propres mais aussi en raison de leurs particularités.

Or, le débat sur le financement n'établit pas le lien entre les sommes investies et les objectifs poursuivis ; « le processus budgétaire se gère essentiellement par les intrants et par les processus et ne tient pas compte des performances réelles des professionnels, des établissements et des régions »[6]. Pourtant, les premières réflexions devraient porter sur les finalités et l'allocation des ressources à l'intérieur du système actuel.

Des études font état de la volonté de la population de payer davantage pour des services dans la mesure où les dépenses additionnelles contribueraient à une amélioration de la santé et du bien-être. Par contre, si elle croit, à tort ou à raison, que les taxes et les impôts sont dépensés inutilement ou inéquitablement, elle favorisera des compressions[7].

En 1985, une enquête[8], réalisée auprès de la population québécoise et d'administrateurs de santé, montre que 49,5 % de la population est prête à payer une taxe supplémentaire spécifique affectée aux services de santé. Les auteurs de la recherche concluent que cette volonté témoigne de l'importance que la population accorde à la santé et de sa croyance dans l'efficacité du système de soins. Toujours selon ce sondage, une majorité de la population, soit 57,4 %, estime que le gouvernement dépense trop ou suffisamment d'argent alors que 42,6 % s'inquiète du sous-financement. Parmi les administrateurs de la santé, seulement 21,8 % s'inquiètent du sous-financement. Ce dernier résultat va à l'encontre des déclarations faites, en janvier 1990, par l'Association des hôpitaux du Québec[9].

Si l'on se fie au sondage réalisé en février 1989 concernant le déficit fédéral[10], 87 % de la population s'oppose à toute réduction dans les programmes reliés à la santé. Dans un sondage Gallup de juillet 1989 mené auprès de la population canadienne, 49 % des personnes interrogées, avec ou sans enfant en bas âge, se sont dites d'accord avec une augmentation des impôts pour subventionner les garderies. Au Québec, ce pourcentage s'élève à 52 %[11].

Bien qu'en général la population soit satisfaite de son système public de santé et d'adaptation sociale, elle remet néanmoins en question la qualité de certains types de services. On met en doute l'efficacité de la médecine à résoudre bon nombre de problèmes de santé chronique ; on s'inquiète de la rareté des visites médicales à domicile ; on s'interroge sur l'adéquation des services rendus aux personnes âgées et aux familles monoparentales. L'utilisation des thérapies parallèles connaît, par ailleurs, un succès grandissant. On assiste également, depuis 15 ans, à la multiplication des groupes communautaires qui offrent des services autrement non disponibles ou inadéquats. Parmi ces groupes, certains ont des revendications spécifiques visant de nouvelles orientations.

5.2
SUR LA PRIVATISATION DU FINANCEMENT

> Un recours accru au financement privé, quoique justifiable pour certaines dépenses, apparaît globalement inapproprié compte tenu de plus faibles résultats quant à l'amélioration du niveau de santé et de bien-être et de l'iniquité pouvant découler d'une plus grande privatisation.

Dans le premier chapitre, nous avons présenté les justifications à l'intervention de l'État dans le domaine de la santé et de l'adaptation sociale. Les règles du marché privé dans ce domaine conduisent inéluctablement à de l'inefficacité dans l'allocation des ressources. L'intervention gouvernementale vise donc à remédier à ces imperfections, dont les principales sont : l'incertitude par rapport à la santé, le déséquilibre d'information entre les individus et les professionnels et les professionnelles de la santé et, finalement, les retombées des interventions, tant négatives que positives, sur la population. Ces raisons apparaissent encore valables aujourd'hui.

Quant au partage du financement des services de santé et d'adaptation sociale entre les secteurs privé et public, nous avons observé certaines tendances. Ainsi, parmi les dix provinces canadiennes, le Québec est l'une des seules provinces où les dépenses privées dans le domaine de la santé se sont accrues plus rapidement que les dépenses publiques entre les années 1977 et 1985. Pour cette dernière année, les dépenses publiques représentaient 79,3 % des dépenses totales. Cette part demeure néanmoins supérieure à la moyenne canadienne.

Accorder une plus grande importance aux dépenses privées n'est nullement garant d'un meilleur système. Au contraire. En 1985, la part des dépenses publiques parmi l'ensemble des dépenses dans le domaine de la santé est de 41,4 % aux États-Unis[12], alors qu'elle est de 76,1 % au Canada. Or, les coûts totaux se révèlent plus élevés aux États-Unis qu'au Canada. Ainsi, en 1987, la part des dépenses totales en matière de santé comparativement au revenu national dépasse les 11 % aux États-Unis, alors qu'au Canada elle est de 8,6 %[13]. De plus, les iniquités sont plus importantes aux États-Unis. Ainsi, alors que les Canadiens et les Canadiennes bénéficient d'un régime public universel et gratuit, 25 % de la population américaine est mal ou non assurée[14]. Les indicateurs de l'état de santé sont également inférieurs aux États-Unis. Au Canada, en 1984, l'espérance de vie à la naissance se situe à 79,8 ans pour les femmes et à 72,9 ans pour les hommes. Aux États-Unis, elle est respectivement de 78,2 ans et 71,1 ans, et ce pour l'année 1985[15]. Cette même année, la mortalité périnatale et infantile s'élève à 10,7 pour 1 000 aux États-Unis et à 9 pour 1 000 au Canada[16].

Le travail domestique et le bénévolat dans le domaine de la santé et de l'adaptation sociale sont de plus en plus sollicités en raison des restrictions budgétaires imposées ces dernières années. Par ailleurs, des choix tels que la désinstitutionnalisation, l'hospitalisation à domicile et la chirurgie d'un jour entraînent en soi une croissance du bénévolat et du travail domestique.

Élargir davantage la part du financement privé amplifierait donc certaines des conséquences négatives déjà identifiées. À titre d'exemple, on observe que des compagnies d'assurances refusent déjà de couvrir certains groupes à risque. Or, les personnes provenant d'un milieu socio-économiquement défavorisé sont effectivement plus à risque. Accroître la partie du financement privé dans le secteur de la santé ou de l'adaptation sociale en laissant aux compagnies d'assurances un plus grand champ d'application élargirait le fossé déjà existant entre les pauvres et les riches.

La tarification des services publics, la sélectivité en fonction des revenus, l'imposition des bénéfices reçus, le rétrécissement de la notion de biens assurables, le versement d'allocations monétaires au lieu de la prestation de services gratuits, le développement de services parallèles au système public (comme les médecines douces) sont tous des moyens par lesquels la part du financement privé peut s'accroître.

En vertu de la Loi canadienne sur la santé, le Québec peut difficilement, sous peine de pénalités financières, instaurer une tarification pour
des services publics en matière de santé ou sélectionner les clientèles en
fonction de leur revenu. Pour les services sociaux, cette épée de Damoclès
n'existe pas. Le gouvernement fédéral permet, en effet, la tarification des
services sociaux ou d'adaptation sociale. Par contre, la sélectivité n'est pas
autorisée en vertu de la loi québécoise sur les services de santé et les services
sociaux. Cependant, on constate qu'elle est indirectement utilisée pour
certains services. Ainsi, on invite les personnes âgées dont les revenus sont
plus élevés à recourir au marché pour obtenir de l'aide à domicile.

Le rétrécissement de l'assiette des services reconnus est une autre
façon de privatiser. L'évolution du programme de services dentaires pour
les enfants en constitue un bon exemple. Après sa mise en place en 1974,
son extension progressive entre 1975 et 1980, surviennent en août 1982 des
restrictions importantes. La non-reconnaissance de certaines dépenses,
dont le recours aux médecines douces, provoque également une croissance
plus grande des dépenses privées comparativement aux dépenses publiques. Politiquement, ces deux formes de privatisation sont plus faciles à
réaliser que la tarification directe des services médicaux et hospitaliers. Le
gouvernement du Québec l'a d'ailleurs bien compris.

La privatisation du financement ne signifie nullement une réduction
des dépenses en matière de santé et d'adaptation sociale. Les données
américaines suggèrent même le contraire. La privatisation déplace par
contre le fardeau financier vers les personnes éprouvant des problèmes de
santé ou des problèmes sociaux.

Le revenu disponible des ménages ne va pas en s'améliorant comme
nous l'avons vu au chapitre 3. Au contraire. Déplacer le fardeau des
dépenses vers les particuliers obligera donc ces derniers à restreindre leurs
autres dépenses. Pour les ménages à faible revenu, cette réallocation peut
s'avérer difficile, voire impossible.

Finalement, la privatisation a pour effet de réduire le contrôle sur les
coûts du système. La monopolisation du paiement des ressources et la
négociation globale des tarifs médicaux et des salaires de l'ensemble du
personnel du réseau, par un organisme public, ont constitué des moyens
valables pour stabiliser les dépenses. La réduction des coûts administratifs,
rendue possible par ces modalités de paiement, explique une bonne part
de cette stabilité. Rendre les entreprises privées responsables de ces paiements risquerait d'accroître les coûts du système.

5.3
SUR LES CONTRAINTES FINANCIÈRES ET BUDGÉTAIRES

> **Augmenter les impôts et les taxes afin d'accroître les dépenses publiques dans le domaine de la santé et de l'adaptation sociale n'apparaît pas, compte tenu des contraintes actuelles, la meilleure solution à envisager.**

Le gouvernement fédéral assume une partie des dépenses en matière de santé et d'adaptation sociale en vertu de diverses ententes. Dans le domaine de la santé, plusieurs modifications ont été introduites, unilatéralement, par le gouvernement fédéral. Nous avons démontré au chapitre 2 que des réductions dans les transferts relatifs au financement des programmes établis en ont découlé. Les pertes, pour le gouvernement du Québec, sont substantielles.

Dans le domaine des services d'adaptation sociale, les ententes entre le gouvernement fédéral et les provinces sont davantage respectées. Toutefois, en raison des nombreux critères qui existent dans le partage des dépenses, les provinces ne peuvent s'attendre à un remboursement de 50 % des dépenses totales, même si le cadre de l'entente prévoit un partage en parts égales. Un tel partage est en effet fonction de critères fédéraux auxquels les provinces doivent se soumettre pour recevoir le maximum des transferts fédéraux.

La volonté de réduire les déficits gouvernementaux agit comme une contrainte quant au niveau du financement public et de son partage entre les gouvernements. Il est vrai que les dépenses gouvernementales, tant fédérales que provinciales, sont de plus en plus restreintes. Ainsi, le gouvernement fédéral réduit entre autres ses transferts aux provinces ; les revenus des provinces diminuent donc. Or, les provinces, tout comme le gouvernement fédéral, veulent également réduire leur déficit, sans pour autant augmenter les impôts et les taxes de leurs contribuables.

Alors que nous avons observé une croissance économique remarquable ces dernières années, la dette publique, surtout fédérale, ne diminue pas. Les politiques monétaires et fiscales apparaissent, en bonne partie, responsables de cette situation. Malgré leur volonté de réduire les déficits, le gouvernement fédéral et, dans une moindre mesure, le gouvernement provincial ont consenti de nombreux avantages fiscaux aux personnes à haut revenu et aux entreprises.

De plus, la hausse des taux d'intérêt a effectivement mis en exergue l'importance des dettes gouvernementales, surtout au fédéral. Les frais de la dette monopolisent une part considérable des dépenses gouvernementales. Ainsi, en 1988-1989, 25 % des dépenses du gouvernement fédéral servent à financer la dette. Au gouvernement provincial, ce pourcentage s'élève à 12,9 %. Or, le gouvernement fédéral appuie sans réserve la hausse des taux d'intérêt afin de faire face aux pressions inflationnistes, pressions qui seront encore plus fortes lors de la mise en vigueur de la nouvelle taxe sur les produits et services.

À l'examen plus détaillé de la situation financière des gouvernements, effectué au chapitre 3, il appert que les deux ordres de gouvernement ont grandement maîtrisé les équilibres budgétaires. Cependant, la dette fédérale se révèle plus sujette aux fluctuations conjoncturelles compte tenu de son niveau élevé. La marge de manœuvre du gouvernement est ainsi limitée.

La capacité financière des particuliers décroît. Le chômage ne se résorbe pas, malgré une croissance économique favorable. La pauvreté touche de plus en plus de familles. Les revenus de travail ainsi que ceux des ménages ont connu de fortes baisses dans les années 1980. La redistribution des revenus bruts entre les pauvres et les riches se détériore alors que les mesures gouvernementales ont uniquement empêché une détérioration des écarts de revenus nets. Par contre, la capacité de payer des entreprises s'est améliorée au cours de cette période. On a remarqué, ces dernières années, que les bénéfices des sociétés étaient plus élevés et que les faillites diminuaient. Dans le secteur manufacturier canadien, on a cependant observé en 1989 une baisse des bénéfices de base et une augmentation du nombre de faillites. La persistance d'un dollar fort et d'un taux d'intérêt élevé fait craindre un ralentissement économique.

5.4
SUR LE CONTRÔLE DES COÛTS

> Les coûts des services de santé ont été assez bien contrôlés. Les pressions demeurent cependant en raison du peu de contrôle sur les principaux facteurs responsables de la croissance des coûts : nombre de médecins, nombre d'actes posés par les médecins, développement pharmaceutique et technologique.

Au troisième chapitre, nous avons montré que le Québec a maintenu, jusqu'ici, les dépenses pour le système de soins à des niveaux comparables, et souvent inférieurs, à ceux des autres provinces et pays industrialisés. Diverses mesures de contrôle et divers modes de financement ont contribué à cette situation. Ces mesures n'ont cependant pas mis fin à toutes les pressions dans le système.

Le plafonnement de la rémunération des médecins a été bénéfique. Par contre, le mode de rémunération a fait apparaître des distorsions dans le système ; le glissement de la pratique vers des actes plus rémunérateurs en est une illustration. La multiplication des actes médicaux, le nombre excédentaire de médecins et l'absence de concurrence en raison notamment des champs de pratique exclusifs ou réservés des diverses corporations professionnelles font également monter les coûts.

L'attribution d'un budget global aux centres hospitaliers a permis de contrôler les coûts. La croissance plus lente du nombre de lits comparativement au nombre de médecins provoque toutefois des pressions dans le système.

Alors que le développement technologique conduit à une réduction des coûts dans la plupart des secteurs de production en biens et services, il en est autrement pour le système de santé. En effet, les coûts du système de soins s'accroissent à mesure que la technologie se développe car les nouvelles technologies s'ajoutent aux anciennes, elles ne les remplacent pas. Avec le développement technologique, les pressions sur les coûts continueront donc de s'exercer, rendant les choix d'allocation des ressources de plus en plus difficiles.

Le vieillissement de la population, quoique en soi porteur d'une hausse de coûts, n'apparaît pas un phénomène incontrôlable. Depuis le début des années 1980, on observe une hausse dans l'utilisation des divers types de services en raison du vieillissement de la population. Des nuances doivent cependant être apportées. Seule une faible proportion des personnes âgées sont de fortes utilisatrices des services médicaux et hospitaliers[17]. De plus, l'utilisation des services hospitaliers est davantage déterminée par l'imminence de la mort que par le vieillissement en soi. La surmédicalisation de la vieillesse et du mourir constitue, de plus, un facteur d'accroissement des coûts mais non pas un facteur d'amélioration de la santé et du bien-être.

5.5
SUR LES CHOIX D'ALLOCATION GLOBALE DES RESSOURCES

Bien des choix d'allocation de ressources sont faits sans que la population puisse y participer et sans qu'elle soit consciente de leurs limites et de leurs conséquences sur l'état de santé et de bien-être. Un des enjeux les plus importants consiste à investir davantage en amont des problèmes de santé et donc d'agir sur les déterminants que sont la pauvreté, l'emploi, l'environnement et l'éducation.

Personne ne peut établir de façon précise quel doit être le niveau des ressources dans le domaine de la santé et du bien-être car quel que soit le niveau des dépenses retenues, des besoins resteront non comblés. Des choix, des conflits, des compromis en découleront nécessairement[18]. Même si l'ensemble de nos ressources étaient allouées à la santé et au bien-être, l'incapacité, la maladie et la mort ne pourraient être évitées.

Dans l'allocation actuelle des ressources, des choix quotidiens sont faits. Ceux-ci comportent des dimensions éthiques dont on n'a pas toujours conscience. Ainsi, lorsqu'une transplantation coûteuse d'organe est faite, cet argent n'est plus disponible pour d'autres personnes. Or, plusieurs vies auraient pu alternativement être sauvées. De plus, alors que l'on s'indigne lorsque le gouvernement refuse de payer pour un traitement particulier, on pose un regard indifférent sur le sort des itinérants et itinérantes.

Des lacunes persistent encore aujourd'hui dans la prévention des maladies transmises sexuellement. Or, bien des femmes deviennent stériles après avoir été infectées. On préfère investir dans la recherche de nouvelles technologies de procréation. Or, ces technologies, souvent invasives et très coûteuses, tentent de pallier la stérilité sans pour autant la faire disparaître.

Rares sont ceux et celles qui remettent en doute la part plus considérable allouée au système de santé parmi l'ensemble des dépenses publiques. Toutefois, plusieurs contestent les sommes versées à la sécurité du revenu, à l'emploi et au logement. Or, l'influence de la situation économique sur l'état de santé et de bien-être est bien connue. La réduction des inégalités sociales et de la pauvreté a probablement autant d'impact, sinon plus, sur l'amélioration de la santé et du bien-être que l'augmentation des sommes accordées au système de santé.

Malgré ce fait, on impose des restrictions aux régimes d'aide sociale et d'assurance-chômage. Les gouvernements attribuent en effet une part de plus en plus importante à la responsabilité individuelle, afin de solutionner le problème du chômage. Or, la nécessité d'une politique publique en matière d'emploi ne fait plus de doute.

Dans le domaine de l'environnement, une politique publique s'avère également primordiale. De l'eau potable, un milieu de vie et de travail sain et sécuritaire, la réduction, sinon l'élimination, de la pollution de l'air et par le bruit sont essentiels pour l'amélioration de la santé et du bien-être. Pourtant, on hésite à accroître les réglementations afin de ne pas augmenter les « irritants » aux entreprises.

De fait, la priorité que l'on accorde à la santé et au bien-être ne se traduit pas toujours en priorités par rapport aux facteurs de risque. Comme société et comme individu, on met au premier plan le traitement de la maladie par rapport à la prévention. Conséquemment, les investissements dans les soins de nature curative prennent une place prépondérante.

Il appert que les efforts collectifs pour le financement du système de santé sont suffisants. Non pas que l'ensemble des besoins soient comblés ni que les ressources humaines y reçoivent toutes leur juste part, mais plutôt que les sommes totales actuellement dévolues ne sont pas utilisées de façon optimale. Les inefficacités et les iniquités sont nombreuses.

Parler de « sous-financement » de l'ensemble du système de santé et d'adaptation sociale pour décrire l'inadéquation entre les budgets demandés et ceux obtenus ne nous mène nulle part. En effet, on peut toujours alléguer qu'il y a sous-financement car peu importe les sommes investies, la mort et la maladie demeurent. Cette vérité, un peu absurde pour certains et certaines, n'en demeure pas moins une réalité.

Seule l'analyse des résultats obtenus pourrait nous permettre de conclure à un sous-financement. Or, les objectifs relatifs à l'amélioration de la santé et du bien-être sont mal définis. Les moyens pour les atteindre le sont encore moins. Ainsi, le maintien et l'agrandissement du réseau institutionnel, dans sa forme actuelle, apparaissent un objectif en soi.

Des réallocations sont pourtant nécessaires afin d'investir davantage dans les mesures ou les moyens les plus efficaces. Viser les déterminants de l'offre de services (le développement des technologies, l'absence de concurrence dans la façon d'offrir des services, le mode de rémunération des médecins, le nombre de médecins) afin de réduire les coûts du système de santé et refuser de privilégier une médecine technologique au détriment des interventions préventives en santé publique constituent un pas dans cette direction.

La réduction du chômage et de la pauvreté, l'amélioration de la répartition du revenu, un environnement plus sain et sécuritaire, des logements plus décents contribuent tout autant, sinon plus, à l'amélioration de la santé et du bien-être que l'apport spécifique du réseau des services médicaux et hospitaliers. Pourtant, lorsqu'il s'agit d'établir des priorités en matière de santé et de bien-être, on limite souvent notre réflexion au système de santé et d'adaptation sociale.

Notes

1. WHITE, K.L. (1983) cité dans F. ROBERGE. 1987, p. 47.
2. BANTA, D.H. 1987, p. 130.
3. Cité dans RACHLIS, M. et C. KUSHNER. 1989, p.163-165.
4. COMMISSION ROCHON. 1987, p. 42.
5. *Ibid.*, partie 1, chapitre 3.
6. BÉGIN, C., B. LABELLE et F. BOUCHARD. 1987, p. 107.
7. SODERSTROM, L. 1987, p. 46.
8. CONTANDRIOPOULOS, A.P. et G. TESSIER. 1985, p. 109-122.
9. *La Presse*, 20 janvier 1990.
10. Sondage Reid-Southam-Le Soleil. Réalisé entre le 17 et le 21 février 1989 sur la base de 1 002 entrevues téléphoniques auprès d'adultes canadiens. Source : *Le Soleil*, 4 mars 1989.
11. Sondage Gallup, réalisé entre le 5 et le 8 juillet 1989 sur la base de 1 034 entrevues. *Le Soleil*, 14 août 1989.
12. Cette donnée provient de l'OCDE. *Groupe de travail sur les politiques sociales. La santé en chiffres*, deuxième édition, diffusion restreinte, 1988, tableaux A1-A2.
13. EVANS, R.G., J. LOMAS *et al.* 1989, p. 571.
14. BRUNELLE, Y., D. OUELLET et S. MONTREUIL. 1988b, p. 11.
15. OCDE. *Op. cit.*, tableau F-1.
16. *Ibid.*, tableau F-2B.
17. ROOS, N.P., E. SHAPIRO et B. HAVENS. 1987, p. 58.
18. MANGA, P. 1987.

ANNEXE I

SYNTHÈSE DES PRINCIPALES INTERVENTIONS GOUVERNEMENTALES[1], de 1886 à 1989

QUÉBEC

1886	Loi d'hygiène publique
1921	Loi de l'assistance publique (assure les frais d'hospitalisation aux indigents)
1922	Le service provincial d'hygiène (création d'unités sanitaires)
1931	Loi des accidents du travail
1933	Loi des unités sanitaires
1936	Création du département de la santé et du bien-être social
1944	Loi sur la protection de la jeunesse
1959	Le régime d'assurance-chômage
1961	Programme d'assurance-hospitalisation
1961	Création du ministère de la Famille et du Bien-être social
1966	Élargissement de la couverture du programme d'assurance hospitalisation
1966	Loi de l'assistance médicale (gratuité des services médicaux ambulatoires pour les bénéficiaires d'aide sociale)
1969	Loi de l'adoption
1969	Loi de l'aide sociale
1970	Loi sur l'assurance-maladie
1970	Programme d'assurance-médicaments, modification importante jusqu'en 1977
1971	Loi sur les services de santé et les services sociaux
1974	Programme de soins dentaires pour enfants de 0 à 15 ans et bénéficiaires d'aide sociale (importantes extensions jusqu'en 1980, restrictions importantes en 1982)
1974	Le Plan Bacon sur les services de garde
1978	Loi assurant l'exercice des droits des personnes handicapées et création de l'Office des personnes handicapées du Québec
1979	Loi de la protection de la jeunesse

1. COMMISSION ROCHON. *Rapport de la Commission d'enquête sur les services de santé et les services sociaux*, 1988.
   ANCTIL, H. et M.A. BLUTEAU. « La santé et l'assistance publique au Québec 1886-1986 » dans *Santé Société*, édition spéciale, 1986.

1979   Loi de l'assurance-automobile

1979   Loi de la santé et sécurité au travail

1979   Loi sur les services de garde à l'enfance (création de l'Office des services de garde à l'enfance (OSGE) en 1980)

1979   Politique de maintien à domicile

1985   Politique d'aide aux femmes violentées

1988   Politique familiale

1988   Loi modifiant l'aide sociale

1989   Politique en santé mentale

1989   Avant-projet de loi modifiant la Loi sur les services de santé et les services sociaux

GOUVERNEMENT FÉDÉRAL

1919   La création du ministère fédéral de la Santé

1948   Le programme à frais partagés pour les hôpitaux

1949   Le programme d'aide à la santé publique

1958   Programme national et universel d'assurance-hospitalisation (programme à frais partagés par les provinces et le gouvernement fédéral)

1966   Régime national et universel d'assurance-maladie (programme à frais partagés par les provinces et le gouvernement fédéral)

1966   Régime d'assistance publique du Canada (programme à frais partagés)

1970   Loi sur la réadaptation professionnelle des invalides

1977   Loi sur le financement des programmes établis (FPE) (accords fiscaux fédéraux-provinciaux en matière de santé et d'enseignement supérieur)

1982   Abandon de la compensation pour la garantie de recettes fiscales (modification au FPE)

1984   Loi canadienne sur la santé (C-3) et Loi limitant la hausse des transferts fédéraux (C-12)

1984   Loi des jeunes contrevenants

1986   Loi modifiant la loi de 1977 sur les accords fiscaux entre le gouvernement fédéral et les provinces et les contributions en matière d'enseignement supérieur et de santé (C-96)

DÉPENSES PRIVÉES ET PUBLIQUES EN MATIÈRE DE SANTÉ

TABLEAU 1
Les dépenses privées dans le domaine de la santé par type de soins
Québec, 1977 à 1985 ($ par personne)

	1977	1979	1981	1983	1985
DÉPENSES TOTALES	652,51	806,65	1080,83	1320,31	1520,83
Publiques	542,54	661,05	866,16	1059,91	1205,40
Privées	109,98	145,61	214,57	260,39	315,44
Privées / totales (%)	16,9	18,1	19,9	19,7	20,7
SOINS EN ÉTABLISSEMENTS	395,77	492,39	675,65	822,08	915,04
Dépenses publiques	369,13	452,58	613,85	739,06	823,92
Dépenses privées	26,64	39,71	61,80	83,02	91,12
Dépenses privées / Dépenses totales (%)	6,7	8,1	9,1	10,1	10,0
SERVICES PROFESSIONNELS	130,35	159,63	196,91	237,54	271,28
Dépenses publiques	104,89	130,50	162,20	185,64	213,09
Dépenses privées	25,46	29,14	34,61	51,90	58,19
Dépenses privées / Dépenses totales (%)	19,5	18,3	17,6	21,8	21,5
MÉDICAMENTS ET APPAREILS	56,60	74,21	103,96	128,41	165,62
Dépenses publiques	11,65	19,04	27,80	33,79	48,12
Dépenses privées	44,96	55,17	76,15	94,62	117,50
Dépenses privées / Dépenses totales (%)	79,4	74,3	73,2	73,7	70,9
AUTRES DÉPENSES	69,80	80,46	104,41	132,27	168,89
Publiques	56,86	58,86	63,32	101,43	120,24
Privées	12,94	21,60	42,09	30,84	48,65
Privées / totales (%)	18,5	26,8	40,3	23,3	28,8

Source : FUGÈRE, Denis et Ronald CÔTÉ. *Comparaison interprovinciale de l'évolution des dépenses de santé et de quelques indicateurs socio-économiques avec analyse particulière pour le Québec et l'Ontario de 1977 à 1985*, MSSS, direction de la planification et de l'évaluation, mars 1988.

TABLEAU 2
Les dépenses privées dans le domaine de la santé par type de soins
Ontario, 1977 à 1985 ($ par personne)

	1977	1979	1981	1983	1985
DÉPENSES TOTALES	707,59	840,69	1084,23	1413,56	1636,12
Publiques	528,15	592,90	779,02	1004,02	1159,18
Privées	179,44	247,80	305,22	409,54	476,94
Privées / totales (%)	25,4	29,5	28,2	29,0	29,2
SOINS EN ÉTABLISSEMENTS	399,56	452,98	576,62	739,55	829,01
Dépenses publiques	358,20	390,05	500,19	641,11	720,60
Dépenses privées	41,36	62,93	76,43	98,44	108,41
Dépenses privées / Dépenses totales (%)	10,4	13,9	13,3	13,3	13,1
SERVICES PROFESSIONNELS	159,56	200,13	259,63	343,34	419,07
Dépenses publiques	106,91	129,24	172,92	232,82	286,62
Dépenses privées	52,65	70,90	86,70	110,52	132,44
Dépenses privées / Dépenses totales (%)	33,0	35,4	33,4	32,2	31,6
MÉDICAMENTS ET APPAREILS	75,19	97,88	131,61	174,22	217,96
Dépenses publiques	12,13	17,39	27,90	41,85	53,95
Dépenses privées	63,07	80,49	103,71	132,38	164,02
Dépenses privées / Dépenses totales (%)	83,9	82,2	78,8	76,0	75,3
AUTRES DÉPENSES	73,28	89,70	116,38	156,46	170,08
Publiques	50,92	56,21	78,00	88,25	98,02
Privées	22,36	33,49	38,38	68,20	72,06
Privées / totales (%)	30,5	37,3	33,0	43,6	42,4

Source: Fugère, Denis et Ronald Côté. *Comparaison interprovinciale de l'évolution des dépenses de santé et de quelques indicateurs socio-économiques avec analyse particulière pour le Québec et l'Ontario de 1977 à 1985*, MSSS, direction de la planification et de l'évaluation, mars 1988.

TABLEAU 3
Les dépenses privées dans le domaine de la santé par type de soins
Canada, 1977 à 1985 ($ par personne)

	1977	1979	1981	1983	1985
DÉPENSES TOTALES	673,78	819,78	1103,16	1402,22	1590,06
Publiques	520,53	622,74	838,15	1070,60	1209,87
Privées	153,25	197,04	265,01	331,63	380,19
Privées / totales (%)	22,7	24,0	24,0	23,7	23,9
SOINS EN ÉTABLISSEMENTS	381,96	451,68	605,36	767,67	852,07
Dépenses publiques	346,52	400,39	537,65	678,83	754,76
Dépenses privées	35,44	51,28	67,71	88,84	97,31
Dépenses privées / Dépenses totales (%)	9,3	11,4	11,2	11,6	11,4
SERVICES PROFESSIONNELS	145,62	181,93	234,82	304,20	353,13
Dépenses publiques	104,81	128,79	172,81	221,04	256,27
Dépenses privées	40,81	53,14	62,01	83,16	96,86
Dépenses privées / Dépenses totales (%)	28,0	29,2	26,4	27,3	27,4
MÉDICAMENTS ET APPAREILS	67,53	89,03	121,10	156,43	194,71
Dépenses publiques	13,74	19,52	29,97	43,54	55,93
Dépenses privées	53,85	69,67	91,29	113,70	140,71
Dépenses privées / Dépenses totales (%)	79,7	78,3	75,4	72,7	72,3
AUTRES DÉPENSES	78,59	96,99	141,72	173,10	188,22
Publiques	55,82	74,03	97,70	127,17	142,89
Privées	22,77	22,96	44,02	45,93	45,33
Privées / totales (%)	29,0	23,7	31,1	26,5	24,1

Source :   FUGÈRE, Denis et Ronald CÔTÉ. *Comparaison interprovinciale de l'évolution des dépenses de santé et de quelques indicateurs socio-économiques avec analyse particulière pour le Québec et l'Ontario de 1977 à 1985*, MSSS, direction de la planification et de l'évaluation, mars 1988.

DÉPENSES NATIONALES DE SANTÉ : DÉFINITIONS
Données comparatives du Québec et des autres provinces
(Tableaux 1, 2 et 3)

Dépenses de santé

Les dépenses de santé comprennent à la fois les dépenses des secteurs public et privé, et englobent donc les sommes engagées par les autorités fédérales, provinciales et municipales, par les commissions des accidents du travail, par les organismes privés et par les consommateurs et les consommatrices.

Les statistiques comprennent les dépenses pour les soins hospitaliers et les soins dispensés par les autres établissements de santé, les soins à domicile, les services d'ambulance, les services de médecins et de dentistes, les autres professionnels (chiropraticiens, chiropraticiennes, optométristes, podiatres, ostéopathes, infirmières privées et physiothérapeutes), les médicaments prescrits et les médicaments en vente libre, les lunettes, les appareils auditifs, les autres appareils médicaux et les prothèses, l'administration des régimes d'assurance médicale, la santé publique, les immobilisations, la recherche dans le domaine de la santé et enfin les dépenses diverses.

Dépenses privées

Les dépenses privées comprennent les dépenses en matière de santé effectuées par les particuliers, les entreprises et les organismes communautaires ainsi que le coût des polices d'assurance non-gouvernementale.

Source des données

Les données de base concernant les dépenses gouvernementales fédérales et provinciales proviennent des comptes publics.

Diverses publications ont été utilisées et divers services de Statistique Canada ont contribué pour le calcul des dépenses, surtout privées.

TABLEAU 4
Importance relative des dépenses en matière de santé et d'adaptation sociale
Québec, 1979-1980 à 1988-1989

	Relativement à l'ensemble de la mission sociale	Relativement aux dépenses gouvernementales totales	Relativement au PIB
	%	%	%
1979-1980	77,7	29,3	6,84
1980-1981	77,2	28,8	7,00
1981-1982	77,7	29,4	7,29
1982-1983	75,4	28,9	7,30
1983-1984	73,2	28,6	7,25
1984-1985	73,0	28,6	7,24
1985-1986	72,4	28,6	7,05
1986-1987	73,6	29,6	6,88
1987-1988	74,3	29,7	7,01
1988-1989*	76,6	30,3	6,91

*   Les crédits.
Source :   GOUVERNEMENT DU QUÉBEC, ministère de la Santé et des Services sociaux. *Statistiques évolutives des dépenses gouvernementales pour la mission sociale 1979-1980 à 1988-1989*, septembre 1989.

TABLEAU 5
Évolution des dépenses gouvernementales selon la mission
Indices évolutifs
Québec, 1979-1980 à 1988-1989

		MISSION				
	PIB	Économique	Éducative et culturelle	Sociale	Administrative	Total
1979-1980	100,0	100,0	100,0	100,0	100,0	100,0
1980-1981	111,7	109,6	121,1	115,2	114,9	116,4
1981-1982	123,9	115,7	134,1	132,0	137,9	131,8
1982-1983	131,4	127,1	140,2	144,7	151,8	142,4
1983-1984	141,5	144,9	146,9	159,2	161,2	153,9
1984-1985	154,3	157,9	155,3	174,1	181,6	167,5
1985-1986	167,3	169,5	162,6	185,3	189,9	176,9
1986-1987	183,0	168,6	168,2	194,4	191,9	182,4
1987-1988	195,3	176,1	188,4	209,2	203,8	197,5
1988-1989	209,0	199,7	186,5	214,2	220,1	204,6

*   Les crédits.
Source :   GOUVERNEMENT DU QUÉBEC, ministère de la Santé et des Services sociaux. *Statistiques évolutives des dépenses gouvernementales pour la mission sociale 1979-1980 à 1988-1989*, septembre 1989.

TABLEAU 6
Évolution des dépenses en mission sociale
Indices évolutifs
Québec, 1979-1980 à 1988-1989

	Sécurité du revenu	Santé et adaptation sociale	Habitation	Total
1979-1980	100,0	100,0	100,0	100,0
1980-1981	116,5	114,4	152,1	115,2
1981-1982	129,6	132,0	185,1	132,0
1982-1983	157,5	140,3	216,3	144,7
1983-1984	187,0	150,0	291,7	159,2
1984-1985	205,1	163,4	345,0	174,1
1985-1986	222,4	172,5	387,0	185,3
1986-1987	222,6	184,1	403,6	194,4
1987-1988	236,8	200,0	336,9	209,2
1988-1989*	218,1	211,1	376,5	214,2

*   Les crédits.

Source :   GOUVERNEMENT DU QUÉBEC, ministère de la Santé et des Services sociaux. *Statistiques évolutives des dépenses gouvernementales pour la mission sociale 1979-1980 à 1988-1989*, septembre 1989.

GRAPHIQUE 1
Dépenses dans la mission sociale
Québec, 1979-1980 à 1988-1989

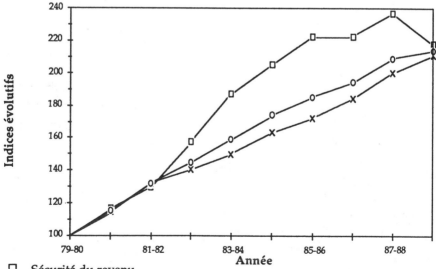

□   Sécurité du revenu
✕   Santé-Social
○   Dépenses totales

Source :   CONSEIL DES AFFAIRES SOCIALES. Données tirées du gouvernement du Québec, ministère de la Santé et des Services sociaux. *Statistiques évolutives des dépenses gouvernementales pour la mission sociale 1979-1980 à 1988-1989*, septembre 1989.

DÉPENSES EN MATIÈRE DE SANTÉ
ET D'ADAPTATION SOCIALE : SECTEURS
(Tableaux 4, 5 et 6)

Le gouvernement du Québec prépare une budgétisation par mission (4) pour l'ensemble de ses dépenses : la mission économique, la mission éducative et culturelle, la mission sociale et la mission gouvernementale et administrative. Les dépenses en matière de santé et d'adaptation sociale, un des trois domaines de la mission sociale, se répartissent en quatre secteurs.

Les dépenses en matière de santé et d'adaptation sociale ont été obtenues à partir des *États financiers du Québec* et des *Comptes publics du Québec.*

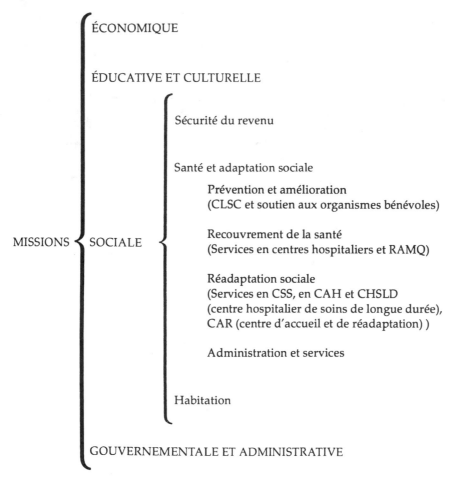

ÉCONOMIQUE

ÉDUCATIVE ET CULTURELLE

Sécurité du revenu

Santé et adaptation sociale

Prévention et amélioration
(CLSC et soutien aux organismes bénévoles)

MISSIONS ⎨ SOCIALE

Recouvrement de la santé
(Services en centres hospitaliers et RAMQ)

Réadaptation sociale
(Services en CSS, en CAH et CHSLD
(centre hospitalier de soins de longue durée),
CAR (centre d'accueil et de réadaptation))

Administration et services

Habitation

GOUVERNEMENTALE ET ADMINISTRATIVE

TABLEAU 7
Évolution des contributions fédérales au FPE - Financement des programmes établis (en matière de santé et d'enseignement postsecondaire) Québec, 1978-1979 à 1990-1991

	1978-1979	1979-1980	1980-1981	1981-1982	1982-1983	1983-1984
Contribution au FPE						
financière $ (million)	982,3	1 083,6	1 147,2	1 270,3	1 384,6	1 625,8
Variation annuelle (%)	—	10,3	5,9	10,7	9,0	17,4
fiscale $ (million)	1 225,4	1 384,8	1 604,0	1 810,7	1 877,0	1 924,3
Variation annuelle (%)	—	13,0	15,8	12,9	3,7	2,5
totale $ (million)	2 207,7	2 468,4	2 751,2	3 081,0	3 261,6	3 550,1
Variation annuelle (%)	—	11,8	11,5	12,0	5,9	8,8
PIB $ (milliard)	59,8	66,8	74,5	82,6	87,3	93,7
Variation annuelle (%)	—	11,7	11,5	10,9	5,7	7,3

	1984-1985	1985-1986*	1986-1987*	1987-1988*	1988-1989*	1989-1990*	1990-1991*
Contribution au FPE							
financière $ (million)	1 690,3	1 770,7	1 812,3	1 788,1	1 834,6	1 786,3	1 735,6
Variation annuelle (%)	4,0	4,8	2,3	-1,3	2,6	-2,6	-2,8
fiscale $ (million)	2 095,9	2 290,6	2 505,6	2 779,3	2 973,4	3 277,8	3 615,6
Variation annuelle (%)	8,9	9,3	9,4	10,9	7,0	10,2	10,3
totale $ (million)	3 786,2	4 061,3	4 317,9	4 567,4	4 808,0	5 064,1	5 351,2
Variation annuelle (%)	6,7	7,3	6,3	5,8	5,3	5,3	5,7
PIB $ (milliard)	102,5	110,6	120,4	130,4			
Variation annuelle (%)	9,4	7,9	8,9	8,3			

*   Estimations des contributions au FPE.
Sources : GOUVERNEMENT DU CANADA, ministère des Finances. *Cahiers du FPE*, 1988.
BUREAU DE LA STATISTIQUE DU QUÉBEC. *Comptes économiques des revenus et des dépenses*, 1988.

TABLEAU 8
Dépenses personnelles en matière de santé
Ensemble des familles et des personnes seules
Québec, 1982 et l986

	Moins de 10 000 $	10 000 $ à 19 999 $	20 000 $ à 29 999 $	30 000 $ à 39 999 $	40 000 $ à 49 999 $	50 000 $ ou plus
Revenu moyen avant impôt						
1982	6 701	14 906	24 856	34 442	44 531	65 565
1986	7 386	14 877	25 082	34 698	44 546	68 294
Dépenses moyennes totales						
1982	7 710	15 412	24 400	32 366	41 379	57 945
1986	8 954	16 316	27 105	35 783	44 757	64 570
Dépenses moyennes en matière de santé ($)						
1982	168	354	463	530	720	906
1986	141	354	562	654	813	1 066
Dépenses en matière de santé / dépenses totales (%)						
1982	2,2	2,3	1,9	1,6	1,7	1,6
1986	1,6	2,2	2,1	1,8	1,8	1,7
% de familles ayant déclaré des dépenses en matière de santé						
1982	85,6	97,0	98,4	99,0	100,0	100,0
1986	79,6	93,8	97,2	98,1	100,0	99,8
Nombre estimatif de familles						
1982	361 200	520 470	520 470	389 030	188 770	214 670
1986	344 900	409 380	409 380	345 540	300 800	460 720

Source :   STATISTIQUE CANADA. *Dépenses des familles au Canada*, cat.62-555 et microfiches.

TABLEAU 9
Détail des dépenses personnelles en matière de santé
Ensemble des familles et des personnes seules ayant déclaré des dépenses
Québec, 1986 ($ par ménage)

	Moins de 10 000 $	10 000 $ à 19 999 $	20 000 $ à 29 999 $	30 000 $ à 39 999 $	40 000 $ à 49 999 $	50 000 $ ou plus
FRAIS DIRECTS						
Fourniture pour soins	14	15	19	21	20	22
Produits médicaux et pharmaceutiques	70	134	158	139	175	165
Soins des yeux	151	196	196	195	199	250
Autres soins de santé	—	67	74	—	38	90
Soins dentaires	224	228	264	323	286	406
Soins hospitaliers et autres	—	292	183	212	297	247
ASSURANCES	—	206	332	382	412	516

Source :   Statistique canada. *Dépenses des familles au Canada,* cat.62-555 et microfiches, calcul effectué par l'auteure.

TABLEAU 10
Détail des dépenses personnelles en matière de santé
Ensemble des familles et des personnes seules ayant déclaré des dépenses
Québec, 1986 ($ par personne)

	Moins de 10 000 $	10 000 $ à 19 999 $	20 000 $ à 29 999 $	30 000 $ à 39 999 $	40 000 $ à 49 999 $	50 000 $ ou plus
FRAIS DIRECTS						
Fourniture pour soins	10	7	7	7	6	6
Produits médicaux et pharmaceutiques	53	65	58	48	52	45
Soins des yeux	115	94	72	67	59	69
Autres soins de santé	—	32	27	—	11	25
Soins dentaires	169	110	981	11	85	112
Soins hospitaliers et autres	—	141	68	73	88	68
ASSURANCES	—	99	123	131	123	142

Source :   Statistique canada. *Dépenses des familles au Canada,* cat.62-555 et microfiches, calcul effectué par l'auteure.

DÉPENSES PERSONNELLES EN MATIÈRE DE SANTÉ : DÉFINITIONS
(Tableaux 8, 9 et 10)

Famille et personne seule

Terme désignant une unité de dépense, c'est-à-dire un groupe de personnes qui vivent dans un même logement ou encore une personne financièrement indépendante vivant seule.

Revenu avant impôt

Revenu perçu au cours de l'année civile, soit le revenu brut au titre de salaires et traitements, le revenu net provenant d'un emploi autonome, les indemnités militaires, les allocations familiales, les revenus de locations, les intérêts et les dividendes, les prestations de régimes de retraite, d'assurance-chômage, d'assistance sociale, d'accidents du travail, les suppléments de revenu, les crédits d'impôt pour enfants.

Dépenses

Dépenses effectuées au cours de l'année à divers postes dont celui de la santé. La taxe de vente, la taxe d'accise, la taxe sur les automobiles et l'impôt foncier figurent dans les dépenses de consommation.

Soins de santé

Frais directs payés par la famille ou la personne seule : soins médicaux, ophtalmologiques, dentaires, hospitaliers, infirmiers, etc., non couverts par un régime d'assurance.

Source des données

Enquête auprès des ménages, base de sondage de l'enquête sur la population active.

TABLEAU 11
Personnes ayant consulté au cours des quatre derniers mois selon les frais engagés,
données pondérées
Personnes de 15 ans ou plus
Québec, 1987

NIVEAU DE REVENU	Très pauvre	Pauvre	À revenu moyen	Riche	Total
HOMMES					
Frais engagés	7 533	8 878	47 967	31 990	96 368
Aucuns frais	42 781	88 226	267 884	96 031	494 922
Total	50 314	97 104	315 851	128 021	591 290
FEMMES					
Frais engagés	9 341	23 550	78 056	37 993	148 940
Aucuns frais	72 972	133 843	365 777	120 235	692 826
Total	82 313	157 393	443 833	158 228	841 766
HOMMES ET FEMMES					
Frais engagés	16 874	32 428	126 023	69 983	245 308
Aucuns frais	115 753	222 069	633 661	216 266	1 187 748
TOTAL	132 627	254 497	759 684	286 249	1 433 056

Source :   Compilations spéciales. Santé Québec. *Et la santé, ça va?, rapport de l'enquête*
Santé Québec 1987, tome I et tome II, Montréal, 1988.

TABLEAU 12
Personnes ayant consulté au cours des quatre derniers mois selon les frais engagés,
données pondérées
Personnes de 15 ans ou plus
Québec, 1987

NIVEAU DE REVENU	HOMMES		FEMMES		HOMMES ET FEMMES	
	Frais engagés %	Aucuns frais %	Frais engagés %	Aucuns frais %	Frais engagés %	Aucuns frais %
Très pauvre	15,0	85,0	11,3	88,7	12,7	87,3
Pauvre	9,1	90,9	15,0	85,0	12,7	87,3
À revenu moyen	15,2	84,8	17,6	82,4	16,6	83,4
Riche	25,0	75,0	24,0	76,0	24,4	75,6
Total	16,3	83,7	17,7	82,3	17,1	82,9

Source :   Compilations spéciales. Santé Québec. *Et la santé, ça va?, rapport de l'enquête*
Santé Québec 1987, tome I et tome II, Montréal, 1988.

CONTRAINTES FINANCIÈRES
DES GOUVERNEMENTS ET DES MÉNAGES

TABLEAU 1
Évolution des recettes et des dépenses budgétaires
Gouvernement fédéral, 1971-1972 à 1987-1988 (En millions de dollars)

	Recettes	Dépenses	Dépenses excluant les frais de la dette
1971-1972	16 511	18 053	15 943
1972-1973	19 097	20 772	18 472
1973-1974	22 322	24 321	21 756
1974-1975	29 143	31 152	27 914
1975-1976	31 549	37 286	33 316
1976-1977	34 300	40 597	35 889
1977-1978	34 618	44 944	39 413
1978-1979	36 866	49 483	42 459
1979-1980	41 921	53 422	44 928
1980-1981	48 775	62 297	51 639
1981-1982	60 001	74 873	59 759
1982-1983	60 705	88 521	71 618
1983-1984	64 216	96 615	78 538
1984-1985	70 898	109 222	86 767
1985-1986	76 833	111 237	85 796
1986-1987	85 784	116 389	89 731
1987-1988	97 452	125 535	96 507
1988-1989*	104 100	133 000	100 000
1989-1990**	112 400	142 900	103 500
1990-1991**	120 800	148 800	109 000
1993-1994**	146 000	146 000	107 000

*   Estimation.
**   Prévision.
Source :   GOUVERNEMENT DU CANADA, ministère des Finances. *Le plan financier*, 27 avril 1989.

TABLEAU 2
Contraintes financières du gouvernement fédéral
Déficits gouvernementaux : diverses définitions
1971-1972 à 1993-1994 (En pourcentage du PIB)

| | COMPTES PUBLICS | | | | COMPTES NATIONAUX (3) | |
	Déficit budgétaire	Besoins financiers	Déficit primaire (1)	(2)	Déficit fédéral	Déficit secteur public
1971-1972	−1,6	−1,4	0,6	0,8	−0,2	0,0
1972-1973	−1,5	−1,2	0,6	0,9	−0,3	0,2
1973-1974	−1,6	−1,2	0,4	0,8	0,4	1,1
1974-1975	−1,3	−1,4	0,8	0,7	0,0	0,8
1975-1976	−3,3	−2,8	−1,0	−0,5	−2,1	−2,3
1976-1977	−3,2	−2,8	−0,8	−0,4	−2,1	−2,0
1977-1978	−4,8	−3,9	−2,3	−1,4	−3,7	−2,7
1978-1979	−5,2	−4,6	−2,3	−1,7	−4,2	−2,9
1979-1980	−4,2	−3,7	−1,1	−0,6	−3,4	−2,4
1980-1981	−4,4	−3,2	−1,0	0,2	−3,1	−2,5
1981-1982	−4,2	−2,6	0,0	1,6	−2,9	−2,6
1982-1983	−7,4	−6,4	−2,9	−1,9	−5,6	−6,1
1983-1984	−8,0	−6,2	−3,5	−1,7	−6,3	−6,8
1984-1985	−8,6	−6,7	−3,6	−1,7	−6,7	−6,6
1985-1986	−7,2	−6,3	−1,9	−1,0	−7,3	−6,6
1986-1987	−6,0	−4,3	−0,7	1,0	−4,7	−5,2
1987-1988	−5,1	−3,3	0,2	2,0	−4,1	−4,2
1988-1989*	−4,8	−3,7	0,7	1,8		
1989-1990**	−4,7	−3,2	1,4	2,9		
1990-1991**	−4,1	−2,6	—	—		
1993-1994**	−1,9	−0,3	3,0	4,6		

(1)   Déficit budgétaire moins les frais de la dette.
(2)   Besoins financiers moins les frais de la dette.
(3)   Les données originales sont compilées sur la base de l'année civile. Nous avons ramené ces données sur la base de l'année budgétaire pour les rendre comparables.
*   Estimation.
**   Prévision.
Source :   GOUVERNEMENT DU CANADA, ministère des Finances. *Le plan financier*, 27 avril 1989.

GRAPHIQUE 1
Déficits : comptes publics ou nationaux
Gouvernement fédéral

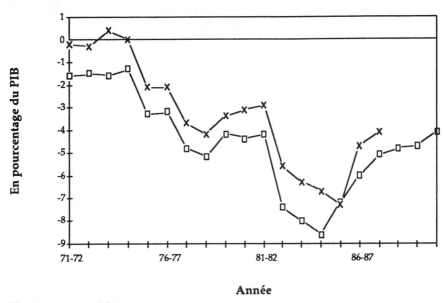

Année

☐ Comptes publics
✕ Comptes nationaux

Source :   CONSEIL DES AFFAIRES SOCIALES. Données tirées de : GOUVERNEMENT DU CANADA, ministère des Finances. *Le plan financier*, 27 avril 1989.

TABLEAU 3
Évolution des recettes et des dépenses budgétaires du Québec
1976-1977 à 1989-1990 (En millions de dollars)

	Recettes	Dépenses	Dépenses excluant les frais de la dette
1976-1977	9 715,9	10 859,6	—
1977-1978	11 126,0	11 785,0	—
1978-1979	11 803,0	13 291,3	12 479,6
1979-1980	13 212,1	15 561,3	14 586,3
1980-1981	14 659,9	18 107,0	16 710,2
1981-1982	17 929,3	20 507,3	18 552,1
1982-1983	19 742,5	22 161,5	19 850,8
1983-1984	21 847,0	23 947,8	21 411,0
1984-1985	22 265,3	26 061,0	23 035,3
1985-1986	24 185,5	27 529,4	24 160,9
1986-1987	25 565,7	28 388,9	24 820,7
1987-1988	28 363,9	30 738,1	27 048,6
1988-1989*	29 802,0	31 402,0	27 437,9
1989-1990**	31 018,0	32 518,0	28 322,8

    *   Préliminaires.
   **   Prévisions.
Sources : GOUVERNEMENT DU QUÉBEC, ministère des Finances. *Rapport financier 1987-1988.*
            GOUVERNEMENT DU QUÉBEC, ministère des Finances. *États financiers du Québec,*
            année financière terminée le 31 mars 1986.

GRAPHIQUE 2
Recettes et dépenses budgétaires
Québec

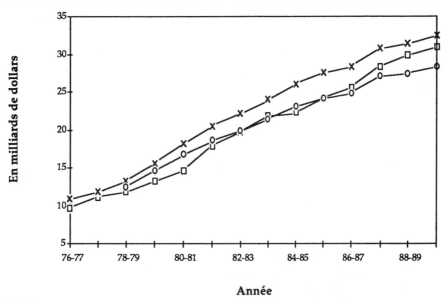

Année

☐   Recettes
✕   Dépenses
○   Dépenses nettes

Source :   CONSEIL DES AFFAIRES SOCIALES. Données tirées de : GOUVERNEMENT DU QUÉBEC, ministère des Finances. *Rapport financier 1987-1988* et *États financiers du Québec*, 31 mars 1986.

TABLEAU 4
Contraintes budgétaires du gouvernement du Québec
Déficits gouvernementaux : diverses définitions
1976-1977 à 1988-1989 (En pourcentage du PIB)

	COMPTES PUBLICS			
	Déficit budgétaire	Besoins financiers	Déficit primaire	
			(1)	(2)
	%	%	%	%
1976-1977	–2,3	–2,7	—	—
1977-1978	–1,2	–2,2	—	—
1978-1979	–2,5	–2,1	–1,1	–0,8
1979-1980	–3,5	–2,1	–2,1	–0,6
1980-1981	–4,6	–3,1	–2,8	–1,2
1981-1982	–3,1	–2,6	–0,8	–0,2
1982-1983	–2,8	–2,5	–0,1	0,1
1983-1984	–2,2	–2,4	0,5	0,3
1984-1985	–3,7	–2,0	–0,7	1,0
1985-1986	–3,0	–1,6	0,0	1,5
1986-1987	–2,3	–1,4	0,6	1,5
1987-1988	–1,8	–1,0	1,0	1,7
1988-1989*	–1,1	–0,7	1,6	2,0

(1)   Déficit budgétaire moins les frais de la dette.
(2)   Besoins financiers moins les frais de la dette.
  *   Préliminaires.
Sources :   GOUVERNEMENT DU QUÉBEC, ministère des Finances. *Discours sur le budget 1989-1990.*
       GOUVERNEMENT DU QUÉBEC, ministère des Finances. *Rapport financier 1987-1988.*
       GOUVERNEMENT DU QUÉBEC, ministère des Finances. *États financiers du Québec,* exercice financier terminé le 31 mars 1986.

TABLEAU 5
Évolution des revenus de travail
Québec, 1979 à 1987 (En $ constants de 1987)

	Salaires et traitements			Revenus supplémentaires			Revenu total		
	$	Variation annuelle en %	Indice (1979 = 100)	$	Variation annuelle en %	Indice (1979 = 100)	$	Variation annuelle en %	Indice (1979 = 100)
1979	25 800	—	100,0	3 000	—	100,0	28 800	—	100,0
1980	25 800	0,0	100,0	2 900	–3,3	96,7	28 800	0,0	100,0
1981	25 300	–1,9	98,1	3 300	13,8	110,5	28 600	–0,7	99,3
1982	25 100	–0,8	97,3	3 400	3,0	113,5	28 500	–0,3	99,0
1983	24 200	–3,6	93,7	3 300	–2,9	110,5	27 500	–3,5	95,4
1984	24 400	0,8	94,5	3 300	0,0	110,5	27 700	0,7	96,2
1985	24 200	–0,8	93,7	3 300	0,0	110,5	27 500	–0,7	95,5
1986	24 100	–0,4	93,3	3 300	0,0	110,5	27 400	–0,4	95,1
1987	24 200	0,4	93,7	3 300	0,0	110,5	27 500	0,4	95,5

Source :   STATISTIQUE CANADA. *Emploi, gains et durée de travail,* cat. 72-002, juillet 1988, calcul effectué par l'auteure

TABLEAU 6
Évolution des revenus de travail
Ontario, 1979 à 1987 (En $ constants de 1987)

	Salaires et traitements			Revenus supplémentaires			Revenu total		
	$	Variation annuelle en %	Indice (1979 = 100)	$	Variation annuelle en %	Indice (1979 = 100)	$	Variation annuelle en %	Indice (1979 = 100)
1979	27 000	—	100,0	2 500	—	100,0	29 600	—	100,0
1980	26 600	−1,5	98,5	2 400	−4,0	96,0	29 000	−2,0	98,0
1981	26 500	−0,4	98,1	2 400	0,0	96,0	28 900	−0,3	97,6
1982	26 200	−1,1	97,0	2 500	4,2	100,2	28 700	−0,7	96,9
1983	26 300	0,4	97,4	2 600	4,0	104,2	28 900	0,7	97,6
1984	26 700	1,5	98,9	2 700	3,8	108,0	29 400	1,7	99,4
1985	27 000	1,1	100,0	2 800	3,7	111,7	29 700	1,0	100,4
1986	27 000	0,0	100,0	2 700	−3,6	108,1	29 700	0,0	100,4
1987	27 000	0,0	100,0	2 800	3,7	111,8	29 700	0,0	100,4

Source :   STATISTIQUE CANADA. *Emploi, gains et durée de travail*, cat. 72-002, juillet 1988, calcul effectué par l'auteure.

TABLEAU 7
Évolution des revenus de travail
Canada, 1979 à 1987 (En $ constants de 1987)

	Salaires et traitements			Revenus supplémentaires			Revenu total		
	$	Variation annuelle en %	Indice (1979 = 100)	$	Variation annuelle en %	Indice (1979 = 100)	$	Variation annuelle en %	Indice (1979 = 100)
1979	25 800	—	100,0	2 500	—	100,0	28 200	—	100,0
1980	25 600	−0,8	99,2	2 400	−4,0	96,0	28 000	−0,7	99,3
1981	25 400	−0,8	98,4	2 500	4,2	100,2	27 900	−0,4	98,9
1982	25 300	−0,4	98,0	2 600	4,0	104,2	27 900	0,0	98,9
1983	24 900	−1,6	96,5	2 600	0,0	104,2	27 500	−1,4	97,5
1984	25 100	0,8	97,3	2 700	3,8	108,0	27 800	1,1	98,6
1985	25 300	0,8	98,1	2 700	0,0	108,0	28 000	0,7	99,3
1986	25 100	−0,8	97,3	2 700	0,0	108,0	27 800	−0,7	98,6
1987	25 200	0,4	97,7	2 700	0,0	108,0	27 900	0,4	99,0

Source :   STATISTIQUE CANADA. *Emploi, gains et durée de travail*, cat. 72-002, juillet 1988, calcul effectué par l'auteure.

REVENUS DE TRAVAIL : DÉFINITIONS
(Tableaux 5, 6 et 7)

Revenus de travail

Les salaires et traitements plus les revenus supplémentaires des salariés(es) avant impôt constituent les revenus de travail.

Salariés(es)

Les salariés(es) sont les personnes demeurant habituellement au Canada qui reçoivent un traitement, un salaire ou une rétribution en nature ou qui sont propriétaires d'actifs d'entreprises constituées en société.

Salaires et traitements

En plus du salaire de base, les salaires et traitements comprennent les jetons de présence des administrateurs, les primes, les commissions, les gratifications, les allocations imposables et les rappels de salaire.

Revenus supplémentaires

Ce type de revenu comprend les paiements faits par l'employeur pour le bénéfice des salariés(es). Ces paiements sont les cotisations aux caisses de retraite et aux régimes de prévoyance et les cotisations au fonds d'indemnisation des accidents du travail et à l'assurance-chômage.

Source des données

Les estimations de salaires et traitements sont établies à l'aide de données provenant de diverses sources comme Revenu Canada-Impôt, l'enquête sur l'emploi, la rémunération et les heures de travail, les dossiers administratifs des administrations provinciales et le secteur privé.

Les estimations des revenus supplémentaires proviennent des fichiers T-4 de Revenu Canada-Impôt, des rapports des commissions des accidents du travail, des comptes publics provinciaux, des commissions provinciales de services médicaux et de diverses enquêtes annuelles.

TABLEAU 8
Évolution des revenus* des ménages** avant et après impôts
Québec, Ontario, Canada, 1975-1987 (En $ courants)

	QUÉBEC		ONTARIO		CANADA	
	Avant	Après	Avant	Après	Avant	Après
1975	12 891	11 096	15 001	12 711	13 805	11 786
1976	15 602	13 037	16 981	14 146	16 095	13 407
1977	16 185	13 791	18 049	15 371	16 764	14 334
1978	17 990	15 273	19 693	16 800	18 547	15 893
1979	19 750	16 448	21 089	18 013	20 164	17 123
1980	21 236	17 645	23 845	20 302	22 572	19 115
1981	23 606	19 874	27 331	23 189	25 641	21 718
1982	25 478	21 257	29 323	24 835	27 746	23 455
1983	26 744	22 210	31 340	26 320	29 113	24 489
1984	28 251	23 459	32 576	27 369	30 002	25 278
1985	29 435	24 454	35 092	29 193	31 959	26 780
1986	31 050	25 572	37 376	30 635	33 672	28 878
1987	33 409	27 030	40 326	32 788	35 965	29 361

*   Revenu total moyen : Salaires + emploi autonome + placements + transferts + pensions + divers.

**   Ménages : Familles économiques ou personnes seules.

Sources :   STATISTIQUE CANADA. *Répartition du revenu au Canada selon la taille du revenu,* cat. 13-207.

STATISTIQUE CANADA. *Revenu après impôt, répartition selon la taille du revenu au Canada,* cat. 13-210.

GRAPHIQUE 3
Revenus moyens des ménages
Brut avant impôts, 1975-1987

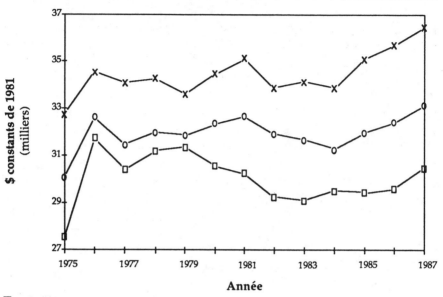

☐ Québec
✕ Ontario
○ Canada

Source : CONSEIL DES AFFAIRES SOCIALES. Données tirées du tableau 8 de l'annexe III.

TABLEAU 9
Évolution des revenus* des ménages**
Avant et après impôts
Québec, 1975-1987 (En $ constants de 1981)

	AVANT			APRÈS		
	$	%	Indice (1975 = 100)	$	%	Indice (1975 = 100)
1975	27 522	—	100,0	23 690	—	100,0
1976	31 724	15,3	115,3	26 509	11,9	111,9
1977	30 400	–4,2	111,1	25 904	–2,3	109,6
1978	31 184	2,6	113,7	26 475	2,2	111,8
1979	31 350	0,5	114,2	26 109	–1,4	110,4
1980	30 566	–2,5	111,7	25 397	–2,7	107,7
1981	30 239	–1,1	110,6	25 459	0,2	108,0
1982	29 245	–3,3	107,3	24 400	–4,2	103,8
1983	29 082	–0,6	106,8	24 152	–1,0	102,8
1984	29 494	1,4	108,2	24 491	1,4	104,2
1985	29 435	–0,2	108,0	24 454	–0,2	104,0
1986	29 595	0,5	108,5	24 373	–0,3	103,7
1987	30 482	3,0	111,5	24 662	1,2	104,9

* Revenu total moyen : Salaires + emploi autonome + placements + transferts + pensions + divers.

** Ménages : Familles économiques ou personnes seules.

Sources : STATISTIQUE CANADA. *Répartition du revenu au Canada selon la taille du revenu,* cat. 13-207.

STATISTIQUE CANADA. *Revenu après impôt, répartition selon la taille du revenu au Canada,* cat. 13-210.

BUREAU DE LA STATISTIQUE DU QUÉBEC. Banque de statistiques du Québec. *Indice des prix à la consommation.*

TABLEAU 10
Évolution des revenus* des ménages**
Avant et après impôts
Ontario, 1975-1987 (En $ constants de 1975)

	AVANT			APRÈS		
	$	%	Indice (1975 = 100)	$	%	Indice (1975 = 100)
1975	32 727	—	100,0	27 731	—	100,0
1976	34 526	5,5	105,5	28 762	3,7	103,7
1977	34 057	−1,4	104,1	29 004	0,8	104,6
1978	34 243	0,5	104,7	29 212	0,7	105,3
1979	33 580	−1,9	102,7	28 682	−1,8	103,5
1980	34 467	2,6	105,4	29 345	2,3	105,8
1981	35 120	1,9	107,3	29 798	1,5	107,3
1982	33 854	−3,6	103,7	28 673	−3,8	103,5
1983	34 129	0,8	104,5	28 662	0,0	103,5
1984	33 840	−0,8	103,6	28 431	−0,8	102,7
1985	35 092	3,7	107,3	29 193	2,7	105,4
1986	35 682	1,7	109,0	29 247	0,2	105,6
1987	36 467	2,2	111,2	29 650	1,4	106,9

*   Revenu total moyen : Salaires + emploi autonome + placements + transferts + pensions + divers.
**   Ménages : Familles économiques ou personnes seules.
Sources : STATISTIQUE CANADA. *Répartition du revenu au Canada selon la taille du revenu*, cat. 13-207.
STATISTIQUE CANADA. *Revenu après impôt, répartition selon la taille du revenu au Canada*, cat. 13-210.
BUREAU DE LA STATISTIQUE DU QUÉBEC, Banque de statistiques du Québec. *Indice des prix à la consommation.*

TABLEAU 11
Évolution des revenus* des ménages**
Avant et après impôts
Canada, 1975-1987 (En $ constants de 1975)

	AVANT			APRÈS		
	$	%	Indice (1975 = 100)	$	%	Indice (1975 = 100)
1975	30 064	—	100,0	25 667	—	100,0
1976	32 599	8,4	108,4	27 155	5,8	105,8
1977	31 454	–3,5	104,9	26 895	–1,0	104,8
1978	31 974	1,7	106,6	27 399	1,9	106,7
1979	31 833	–0,4	106,1	27 032	–1,3	105,4
1980	32 347	1,6	107,7	27 393	1,3	106,7
1981	32 667	1,0	108,7	27 669	1,0	107,7
1982	31 903	–2,3	106,4	26 969	–2,5	105,2
1983	31 647	–0,8	105,6	26 620	–1,3	103,9
1984	31 253	–1,2	104,3	26 332	–1,1	102,8
1985	31 959	2,3	106,6	26 780	1,7	104,5
1986	32 400	1,4	108,0	27 787	3,8	108,3
1987	33 154	2,3	110,3	27 067	–2,6	105,7

* Revenu total moyen : Salaires + emploi autonome + placements + transferts + pensions + divers.

** Ménages : Familles économiques ou personnes seules.

Sources : STATISTIQUE CANADA. *Revenu après impôt, répartition selon la taille du revenu au Canada,* cat. 13-210.
BUREAU DE LA STATISTIQUE DU QUÉBEC, Banque de statistiques du Québec. *Indice des prix à la consommation.*

REVENUS DES MÉNAGES : DÉFINITIONS
(Tableaux 8, 9, 10 et 11)

Revenu total

Il comprend uniquement les revenus monétaires : les salaires et traitements, les revenus nets d'un emploi autonome, les revenus de placements, les transferts gouvernementaux, les pensions, les revenus divers (bourses d'études, pensions alimentaires, etc.).

Impôt

On entend par impôt la somme des impôts fédéral et provinciaux sur le revenu et les gains de capital. Les crédits d'impôt provincial et fédéral n'ont pas été déduits de l'impôt à payer sur le revenu.

Ménages

Ils sont constitués soit par une famille économique ou des personnes seules.

Famille économique

Groupe de personnes qui partagent le même logement et qui sont apparentées par les liens du sang, par alliance ou par adoption.

Personne seule

Personne qui vit seule ou dans un ménage sans avoir de lien de parenté avec d'autres membres du ménage.

Source des données

Elles proviennent d'une enquête sur les finances des consommateurs et d'un supplément à l'enquête mensuelle de la population active.

TABLEAU 12
Évolution de la répartition du revenu
Coefficient de Gini
Ontario, 1981-1987

	Revenu avant transfert (1)	Revenu monétaire total (2)	Revenu après impôt (3)
1981	0,414	0,363	0,339
1982	0,434	0,372	0,345
1983	N.D.	N.D.	N.D.
1984	0,448	0,382	0,353
1985	0,446	0,383	0,353
1986	0,446	0,382	0,352
1987	0,444	0,382	0,352

(1)   Revenu brut, avant les transferts gouvernementaux.
(2)   Revenu brut, après les transferts gouvernementaux.
(3)   Revenu monétaire total, après impôt.
Source :   STATISTIQUE CANADA. *Revenu après impôt, répartition selon la taille du revenu au Canada,* cat. 13-210, diverses années.

TABLEAU 13
Évolution de la répartition du revenu
Coefficient de Gini
Canada, 1981-1987

	Revenu avant transfert (1)	Revenu monétaire total (2)	Revenu après impôt (3)
1981	0,439	0,377	0,351
1982	0,457	0,384	0,355
1983	0,473	0,394	0,363
1984	0,473	0,390	0,360
1985	0,470	0,389	0,358
1986	0,469	0,388	0,357
1987	0,468	0,390	0,357

(1)   Revenu brut, avant les transferts gouvernementaux.
(2)   Revenu brut, après les transferts gouvernementaux.
(3)   Revenu monétaire total, après impôt.
Source :   STATISTIQUE CANADA. *Revenu après impôt, répartition selon la taille du revenu au Canada,* cat. 13-210, diverses années.

COEFFICIENT DE GINI : DÉFINITION

Le coefficient de Gini est une mesure quantitative de l'inégalité du revenu. L'égalité parfaite du revenu (revenu uniforme pour tous les ménages) se traduit par un coefficient de Gini nul, et l'inégalité parfaite (un ménage recevant tout le revenu et les autres ne recevant rien), par le coefficient de un. Dans la plupart des cas, une baisse du coefficient de Gini peut signifier une diminution de l'inégalité du revenu.

Les trois catégories de revenus (revenu avant transfert, revenu monétaire total et revenu après impôt) correspondent aux mêmes concepts que ceux décrits pour les revenus des ménages (voir p. 168). Également, les données proviennent de la même enquête.

Bibliographie

ANCTIL, Hervé et M.A. BLUTEAU. « La santé et l'assistance publique au Québec 1886-1986 » dans *Santé et Société*, édition spéciale, 1986.

ANGUS, Douglas E. « Health-Care costs : A review of last experience and potential impact of the Aging phenomenon » dans D. COBURN, C. D'ARCY, G.M. TORRANCE, P. NEW. *Health and Canadian Society. Sociological Perspectives*. Fitzhenry & Whiteside, 1987, p. 57-72.

ASSOCIATION DES DIPLÔMÉES DE L'ÉCOLE NATIONALE D'ADMINISTRATION PUBLIQUE (section Montréal). *Actes du colloque sur la privatisation des services publics*, Colloque tenu à Montréal le 9 novembre 1984, 173 p.

AUER, Ludwig. « Costs and productivity of general and allied hospitals in Canada » dans *Proceedings of the Second Canadian Conference on Health Economics*, edited by J.A. BOAN, 1984, p. 76-120.

BANTA, David H. « Le vieillissement et les technologies nouvelles dans le domaine des soins de santé » dans *Troisième âge et soins de santé*, actes d'un colloque sur le vieillissement de la population et les contraintes financières du secteur de la santé, mai 1986, parrainé par le Conseil économique du Canada, 1987.

BANTA, David H. *International Aspects of Health Care Technology Assessment*, document préparé pour le symposium sur l'évaluation des technologies de la santé, Québec, les 25 et 26 mai 1989.

BANTA, David H. *et al. Toward Rational Technology in Medicine*, New York, Springen Publishing, 1981.

BARER, Morris L., Robert G. EVANS. « Riding north on a south-Bound horse ? Expenditures prices, utilization and incomes in the Canadian Health Care system » dans *Medicare at Maturity Achievements, Lessons and Challenges*, edited by Robert G. EVANS and Greg L. STODDARD, Banff, 1984, p. 53 à 178.

BATTISTA, Renaldo. *La dynamique de l'innovation et de la diffusion des technologies dans le domaine de la santé*, rapport présenté à la Commission Rochon, 1987, 57 p.

BATTISTA, Renaldo N., Robert A. SPASOFF et Walter O. SPITZER. « Choice of technique : Patterns of medical practices » dans *Medicare at Maturity Achievements, Lessons and Challenges*, edited by Robert G. EVANS and Greg L. STODDARD, Banff, 1984, p. 181-218.

BEAUSOLEIL, Gilles. *Intervention socio-économique de l'État. Problèmes et perspectives*, étude préparée pour la Commission d'enquête sur les services de santé et les services sociaux, juillet 1987, 77 p.

BEAUSOLEIL, J., M.-C. GUÉDON, C. LARIVIÈRE et R. MAYER. *Solidarités pratiques de recherche-action et de prise en charge par le milieu*, direction Jacques ALARY, éd. Boréal, Montréal, 1988, 245 p.

BÉGIN, Clermont, Bernard LABELLE et Françoise BOUCHARD, *Le budget : le jeu derrière la structure*, étude préparée pour la Commission d'enquête sur les services de santé et les services sociaux, juin 1987, 209 p.

BÉLANGER, Gérard. *La croissance du secteur public : une recension des écrits économiques*, étude préparée pour la Commission d'enquête sur les services de santé et les services sociaux, 1987, 67 p.

BELLEMARE, Diane. *La sécurité du revenu au Canada : une analyse économique de l'avènement de l'État-providence*, thèse de doctorat, Université McGill, Montréal, 1981.

BELLEMARE, Diane, Ginette DUSSAULT et Lise POULIN-SIMON. *Regard économique sur le devenir de l'État*, étude préparée pour la Commission d'enquête sur les services de santé et les services sociaux, mars 1987, 50 p.

BLENDON, Robert V. et Humphrey TAYLOR. « Views on health care : Public opinions in three nations » dans *Health Affairs*, printemps 1989, vol. 8, n° 1, p. 149-158.

BOULET, Jac-André et David W. HENDERSON. *Distributional and Redistributional Aspects of Government Health Insurance Programs in Canada*, Conseil économique du Canada, document de travail, décembre 1979, n° 146, 88 p.

BROWN, Larry. « Smokescreen economics », *Perception*, 1989, vol. 13, n° 3.

BRUNELLE, Yvon. « Système de santé, une réponse américaine » dans *Santé Société*, printemps 1987a, vol. 9, n° 2, p. 34-37.

BRUNELLE, Yvon. *À propos des HMO*, MSSS, direction générale de l'évaluation et de la planification, document interne, janvier 1987b, 21 p.

BRUNELLE, Yvon et Denis OUELLET. *Enseignements à retenir des HMO américains*, MSSS, direction générale de la planification et de l'évaluation, 1988a, 36 p.

BRUNELLE, Yvon et Denis OUELLET. *Conditions préalables à l'implantation d'un HMO au Québec*, MSSS, direction générale de la planification et de l'évaluation, avril 1987 (révisé en juin 1988b), 54 p.

BRUNELLE, Yvon, Denis OUELLET et Sylvie MONTREUIL. « Le Québec peut-il créer ses HMO ? » dans *Santé Société*, été 1988a, vol. 10, n° 3.

BRUNELLE, Yvon, Denis OUELLET et Sylvie MONTREUIL. *Des organisations de soins intégrés de santé (OSIS) au Québec*, direction générale de la planification et de l'évaluation, MSSS, août 1988b, 59 p.

CAMIRAND, François. *Les coûts de la maladie*, collection : La santé des Québécois, CASF, 1983, 50 p.

CAMIRAND, François. *L'impact économique de la maladie au Québec*, CASF, 1985, 25 p.

CARMICHAEL, Ted (économiste chez les courtiers Burns Fry Ltd.). Cité dans *Le Soleil*, « Le déficit fédéral risque d'augmenter plus que prévu », 2 septembre 1989.

COBURN, D., C. D'ARCY, G.M. TORRANCE et P. NEW. *Health and Canadian Society, Sociological perspectives*, Fitzhenry and Whiteside, 1987.

COLIN, Christine. « Puisque tous ne naissent pas égaux** » dans *Santé Société*, printemps 1988, vol. 10, n° 2, p. 27-30.

COMMISSION CASTONGUAY-NEPVEU. *Rapport de la Commission d'enquête sur la santé et le bien-être social*, 1967, vol. I-VII.

COMMISSION ROCHON, *Rapport de la Commission d'enquête sur la santé et les services sociaux*, 1987, 803 p.

CONFÉDÉRATION DES SYNDICATS NATIONAUX. *Le financement des services de santé*. préparé par Ginette DUSSAULT, 26-27-28 février 1987, 35 p.

CONFÉDÉRATION DES SYNDICATS NATIONAUX. *HMO, OSIS, CLSC. La réforme doit-elle venir d'ailleurs ?*, texte de consultation soumis au Conseil confédéral des 28 et 29 octobre 1988, 24 p.

CONFÉDÉRATION DES SYNDICATS NATIONAUX. *Les finances publiques et les négociations du secteur public québécois*, mars 1989a, 41 p.

CONFÉDÉRATION DES SYNDICATS NATIONAUX. *Pourquoi le projet OSIS va à contresens de la réforme*, notes pour une allocution de Norbert RODRIGUE au Colloque Jean-Yves Rivard, mars 1989b, 111 p.

CONSEIL CANADIEN DE DÉVELOPPEMENT SOCIAL. *Une société responsable... pour défier l'avenir*, rapport canadien à la 22e conférence internationale d'action sociale, Montréal, 5-12 août 1984, 101 p.

CONSEIL DES AFFAIRES SOCIALES ET DE LA FAMILLE. *Objectif : santé*, rapport du Comité d'étude sur la promotion de la santé, août 1984.

CONSEIL DU STATUT DE LA FEMME. *Sortir la maternité du laboratoire*, actes du forum international sur les nouvelles technologies de la reproduction tenu à Montréal les 29, 30 et 31 octobre 1987 à l'Université Concordia, 1988, 423 p.

CONSEIL NATIONAL DE BIEN-ÊTRE SOCIAL. *Vos taxes/impôts augmentent à cause des hausses de taxes à la consommation*, juin 1987, Impôt-clip 7, 6 p.

CONSEIL NATIONAL DE BIEN-ÊTRE SOCIAL. *Les dépenses sociales et le prochain budget*, avril 1989, 21 p.

CONSEIL NATIONAL DE BIEN-ÊTRE SOCIAL. *Le budget de 1989 et la politique sociale*, septembre 1989, 43 p.

CONTANDRIOPOULOS, André-Pierre. *Le niveau de financement des services de santé : quelques critères d'appréciation*, groupe de recherche interdisciplinaire en santé, Université de Montréal, N84-12, 1982, 26 p.

CONTANDRIOPOULOS, André-Pierre. « Économie du système de la santé » dans *Traité d'anthropologie médicale, l'institution de la santé et de la maladie*, PUQ, IRST, PUL, 1985, p. 443-479.

CONTANDRIOPOULOS, André-Pierre. « Cost containment through payment mechanisms : The Quebec experience » dans *Journal of Public Health Policy*, été 1986, p. 224-237.

CONTANDRIOPOULOS, André-Pierre, Anne LEMAY et Geneviève TESSIER. *Les coûts et le financement socio-sanitaire*, document synthèse, étude préparée pour la Commission d'enquête sur les services de santé et les services sociaux, 1987a, 178 p.

CONTANDRIOPOULOS, André-Pierre, Anne LEMAY et Geneviève TESSIER. *Les coûts et le financement socio-sanitaire*, dossier thématique, étude préparée pour la Commission d'enquête sur les services de santé et les services sociaux, 1987b, 473 p.

CONTANDRIOPOULOS, A.P. et G. TESSIER. « L'opinion de la population du Québec et des administrateurs de la santé » dans *Le système de santé : financement à repenser ?* actes du 7e colloque Jean-Yves Rivard, Gilles DESROCHERS éd., Montréal, 1985.

CORPORATION PROFESSIONNELLE DES MÉDECINS. *Rapport du groupe de travail sur les médecines dites douces*, document d'information, septembre 1989, 31 p.

CÔTÉ, Charles et C. BARRIAULT. *Les disparités entre les populations en besoin et la répartition géographique des ressources disponibles*, Conseil des affaires sociales et de la famille et Conseil régional de la santé et des services sociaux de l'Outaouais, juin 1987.

CÔTÉ, Ronald. *Statistiques évolutives des dépenses gouvernementales pour la mission sociale 1978-1979 à 1988-1989*, direction de l'évaluation, ministère de la Santé et des Services sociaux, septembre 1989, 41 p.

D'ARCY, Carl et C.M. SIDDIQUE. « Health and unemployment : Findings from a national survey » dans D. COBURN, C. D'ARCY, G.M. TORRANCE, P. NEW. *Health and Canadian Society, Sociological Perspectives*, Fitzhenry & Whiteside, 1987, p. 239-261.

DEBER, Raisa B. « Les progrès de la technologie en médecine » dans *Troisième âge et soins de santé*, actes d'un colloque sur le vieillissement de la population et les contraintes financières du secteur de la santé, mai 1986, parrainé par le Conseil économique du Canada, 1987, p. 150-155.

DEBLOCK, Christian et Vincent VAN SCHENDEL. « Grandeur et misère du déficit fédéral » dans *Interventions économiques*, hiver 1987, no 17, p. 127-166.

DE POUPOURVILLE, Gérard. *Progrès technique et dépenses de santé : le rôle de l'intervention publique*, document produit pour la Commission d'enquête sur les services de santé et les services sociaux, 1987, 24 p.

DESROCHERS, Gilles, éd. *Le système de santé : financement à repenser ?*, actes du 7ᵉ colloque Jean-Yves Rivard, Les Éditions Administration et Santé, Montréal, 1985, 123 p.

DESROSIERS, Hélène. *Impact du vieillissement sur les coûts du système de santé et des services sociaux : les véritables enjeux*, document produit pour la Commission d'enquête sur les services de santé et les services sociaux, 1987, 100 p.

DUPERRÉ, Thomas. *La perspective fédérale-provinciale dans le système de santé et de services sociaux du Québec*, étude préparée pour la Commission d'enquête sur les services de santé et les services sociaux, synthèse-critique, août 1987, nᵒ 32, 50 p.

DUSSAULT, Ginette et Claude RIOUX. « Les discours dominant sur les finances publiques : une remise en question d'acquis sociaux » dans *Interventions économiques*, automne 1983, nᵒ 11, p. 47-56.

EVANS, Robert G. *Strained/Mercy. The Economics of Canadian Health Care*, Butterworths, Toronto, 1984, 390 p.

EVANS, Robert G. « Illusions of necessity : Evading responsibility for choice in health care » dans *Journal of Health Politics, Policy and Law*, automne 1985, vol. 10, nᵒ 3.

EVANS, Robert G. « Illusions of necessity : Evading responsibility for choice in health care » dans D. COBURN, C. D'ARCY, G.M. TORRANCE, P. NEW. *Health and Canadian Society, Sociological perspectives*, Fitzhenry & Whiteside, 1987, p. 615-636.

EVANS, Robert G., Jonathan LOMAS, Morris L. BARER, Roberta J. LABELLE, Catherine FOOKS, Gregory L. STODDARD, Geoffrey M. ANDERSON, David FEENY, Ameran GAFNE, George TORRANCE et William G. TROLL. « Controlling health expenditures - The Canadian reality » dans *The New England Journal of Medicine*, 1989, vol. 320, nᵒ 9, p. 571-577.

EVANS, Roger W. « Réflexions sur le progrès des technologies médicales » dans *Troisième âge et soins de santé*, actes d'un colloque sur le vieillissement de la population et les contraintes financières du secteur de la santé, mai 1986, parrainé par le Conseil économique du Canada, 1987, p. 137-150.

FINEBERG, H.V. *et al.* « Evaluation of medical practices - the case for technology assessment » dans *New England Journal of Medicine*, 1979, nᵒ 301, p. 1086-1091.

FUGÈRE, Denis. *L'évolution du financement fédéral dans les dépenses budgétaires du gouvernement du Québec en matière de santé et de services sociaux*, document interne, MSSS, septembre 1986, 18 p.

FUGÈRE, Denis et Ronald CÔTÉ. *Comparaison interprovinciale de l'évolution des dépenses de santé et de quelques indicateurs économiques avec analyse particulière pour le Québec et l'Ontario, 1977 à 1985*, Service des études opérationnelles, direction de l'évaluation, ministère de la Santé et des Services sociaux, mars 1988.

GALLAGHER, Jack Le révérend. « Contraintes économiques et bioéthiques » dans *Troisième âge et soins de santé*, actes d'un colloque sur le vieillissement de la population et les contraintes financières du secteur de la santé, mai 1986, parrainé par le Conseil économique du Canada, 1987, p. 159-163.

GAUTHIER, Anne. *Analyse de la réforme fiscale fédérale*, Conseil des affaires sociales et de la famille, 28 octobre 1987, 53 p.

GLASER, William A. « Les problèmes dans le domaine des soins de santé au Canada et les solutions inspirées de l'étranger » dans *Troisième âge et soins de santé*, actes d'un colloque sur le vieillissement de la population et les contraintes financières du secteur de la santé, mai 1986, parrainé par le Conseil économique du Canada, 1987, p. 5 à 18.

GOUVERNEMENT DU CANADA. *Rapport du groupe d'étude au groupe de travail chargé de l'examen des programmes*, programmes sur la santé et le sport, novembre 1985, 341 p.

GOUVERNEMENT DU CANADA, ministère des Finances. *Taxe sur les produits et services*, vue d'ensemble, août 1989.

GOUVERNEMENT DU CANADA, Santé et Bien-être social Canada. *Les dépenses nationales de santé au Canada, 1975-1985*, Ottawa, 1987.

GOUVERNEMENT DU QUÉBEC, ministère des Finances. « Les arrangements fiscaux : vers un désengagement du gouvernement fédéral ? » dans *Discours sur le budget et renseignements supplémentaires*, 1er mai 1986, annexe F, 22 p.

GOUVERNEMENT DU QUÉBEC, ministère des Finances. « La santé et l'éducation post-secondaire : évolution des dépenses et de leur financement » dans *Discours sur le budget 1987-1988*, annexe F, 30 avril 1987.

GOUVERNEMENT DU QUÉBEC, ministère des Finances. « Revue de la situation économique en 1988 et perspective » dans *Discours sur le budget et renseignements supplémentaires*, 16 mai 1989, annexe D, 21 p.

GOUVERNEMENT DU QUÉBEC, ministère des Finances. « Fiscalité des entreprises » dans *Discours sur le budget et renseignements supplémentaires*, 16 mai 1989, annexe F, 33 p.

GROUPE DE RECHERCHE SUR LES ASPECTS SOCIAUX DE LA PRÉVENTION EN SANTÉ ET SÉCURITÉ AU TRAVAIL. *Enquête sur les exigences et aspirations de la population québécoise en matière de santé, de services de santé et de services sociaux*, recension des sondages et enquêtes (1970-1986), Université de Montréal, document inédit, octobre 1986, 121 p.

JACQUILLAT, Bertrand. *Désétatiser*, éditions Robert Laffont, Paris, 1985, 359 p.

KOHN, Robert. « Strategies for cost containment : to cut, ration, or... rationalize ? » dans J.A. BOAN, éd. *Proceedings of the Second Canadian Conference on Health Economics*, Université de Régina, Régina, 1984, p. 439-472.

KRASHINSKY, Michael. *User Charges in the Social Services : an Economic Theory of Need and Inability*, Published for the Ontario Economic Council by University of Toronto Press, Toronto, 1981, 162 p.

LAJOIE, Andrée, Patrick A. MOLENARO et Jean-Marie AUBY. *Traité de droit de la santé et des services sociaux*, Presses de l'Université de Montréal, 1981, 1261 p.

LAJOIE, Andrée et Anik TRUDEL. *Le droit aux services, évolution 1981-1987*, rapport V, Université de Montréal, faculté de droit, centre de recherche en droit public, rapport de recherche pour la Commission d'enquête sur la santé et les services sociaux, mai 1987, 70 p.

LAMOUREUX, Jocelyne et Frederic LESEMANN. *Les filières d'action sociale*. Les rapports entre les services sociaux publics et les pratiques communautaires, rapport présenté à la Commission d'enquête sur les services de santé et les services sociaux, 1987, 246 p.

LEPAGE, Francine. *À la recherche d'une équité fiscale pour les femmes*, Conseil du statut de la femme, décembre 1987 (résumé).

LEU, Robert G. « The public-private mix and international health care costs » dans *Public and Private Health Services. Complementarities and Conflicts*, edited by A.J. CULYER and Bengt JONSSON, Basil Blackwell, 1986, p. 41-63.

LOMAS, Jonathan, Catherine FOOKS, Thomas RICE and Roberta J. LABELLE. « Paying physicians in Canada : monding our P_s and Q_s » dans *Health Affairs*, printemps 1989, p. 80-102.

LUFT, Harold S. *Poverty and Health. Economic Causes and Consequences of Health Problems*, Ballinger Publishing Company, Cambridge, Massachusetts, 1978.

MANGA, Pran. *L'économie politique de la facturation supplémentaire*, Le Conseil canadien de développement social, 1983, 35 p.

MANGA, Pran. *The Allocation of Health Care Resources : Ethical and Economic Choices, Conflicts and Compromise*, Commission d'enquête sur les services de santé et les services sociaux, 1987, 138 p.

MANGA, Pran, Robert W. BROYLES et Douglas ANGUS. « The use of hospital and physician services under a national health insurance program : an examination of the Canada health survey » dans *Proceedings of the Second Canadian Conference on Health Economics*, edited by J.A. BOAN, 1984, p. 3-75.

MASLOVE, Allan M. *Distributional Impacts of Personal Income Tax Reform 1984 to 1988*, Studies in Social Policy, Discussion paper 88.C.1, juin 1988, 60 p.

McCREADY, Douglas J. et Sheldon L. RAHN. *The Economics of Social Goods : Issues of Theory Building and Research*, Ontario, Economic Council of University of Toronto Press, Toronto, novembre 1983.

MOISAN, Marie. « Le système socio-sanitaire sous le scalpel de l'État » dans *Interventions économiques*, Montréal, automne 1987, n° 18, p. 119-128.

OFFICE OF TECHNOLOGY ASSESSMENT, Congress of the United States. *Assessing the Efficacy and Safety of Medical Technologies*. Washington, D.C. : Government Printing Office, 1978.

ORGANISATION DE COOPÉRATION ET DE DÉVELOPPEMENT ÉCONOMIQUE (OCDE). *Dépenses sociales 1960-1990. Problèmes de croissance et de maîtrise*, Paris, 1985, 100 p.

OUELLET, Denis et Yvon BRUNELLE. *Comptes rendus de la mission aux États-Unis sur les HMO du 25 octobre au 7 novembre 1987*, direction générale de la planification et de l'évaluation, MSSS, février 1988, document interne, 129 p.

PAQUET, Ginette. *Santé et inégalités sociales. Un problème de distance culturelle*, documents de recherche, Institut québécois de recherche sur la culture, 1989, n° 21, 131 p.

PARLIAMENT, Joanne. *Accroissement de l'espérance de vie de 1921 à 1981*, tendances sociales canadiennes, été 1987, cat. 11-008F, Statistique Canada, p. 15-19.

PARTI LIBÉRAL DU QUÉBEC. *Pour un réseau de santé*, document de réflexion, février 1989, 41 p.

PONTBRIAND, Marie-Thérèse. *Extension de l'approche comptable du surplus économique : aspects conceptuels, quantitatifs, pragmatiques*, thèse de doctorat, Université McGill, septembre 1983, 918 p.

POTVIN, Louise. *Les problèmes éthiques*, dossier thématique, Commission d'enquête sur les services de santé et les services sociaux, 1987a, 31 p.

POTVIN, Louise. *Le développement technologique*, dossier thématique, Commission d'enquête sur les services de santé et les services sociaux, 1987b, 43 p.

POULLIER, Jean-Pierre. « Levels and trends in the public-private mix of the industrialized countries health systems » dans *Public and Private Health Services. Complementarities and Conflicts*, edited by A.J. CULYER and Bengt JONSSON, Basil Blackwell, 1986, p. 2-40.

RACHLIS, Michael et Carol KUSHNER. *Second Opinion. What's Wrong with Canada's Health-Care System*, Collins, Toronto, 1989, 371 p.

RAPPORT PRÉSENTÉ À LA CONFÉRENCE DES PREMIERS MINISTRES SUR L'ÉCONOMIE tenue les 26 et 27 novembre 1988 à Toronto. *Orientations futures des soins de santé*, annexe B, 11 p.

RENAUD, Marc. « Reform or illusion ? An analysis of the Quebec state intervention in health » dans D. COBURN, C. D'ARCY, G.M. TORRANCE, P. NEW. *Health and Canadian Society, Sociological Perspectives*, Fitzhenry & Whiteside, 1987, p. 590-614.

RENAUD, Marc, S. JUTRAS et P. BOUCHARD. *Les solutions qu'apportent les Québécois à leurs problèmes sociaux et sanitaires*, groupe de recherche sur les aspects sociaux de la prévention en santé et sécurité au travail, rapport présenté à la Commission Rochon, août 1987, 282 p.

RHEAULT, Sylvie. *Critique des méthodes d'évaluation de la production domestique*, essai de maîtrise, Université Laval, janvier 1985, 46 p.

RIOUX, Claude. « L'importance de la politique fiscale dans l'inégalité sociale. Évolution, acquis et perspectives » dans *L'inégalité sociale et les mécanismes du pouvoir* sous la direction de Ginette DUSSAULT et Victor PICHÉ, études d'économie politique, collection dirigée par l'AEP, PUQ, 1985, p. 207-239.

ROBERGE, Fernand. *La prospective technologique dans le domaine de la santé*, document produit pour la Commission d'enquête sur les services de santé et les services sociaux, 1987, juillet 1987, 99 p.

ROOS, Noralou P., Evelyn SHAPIRO et Betty HAVENS. « Le vieillissement dans un contexte de ressources limitées - Quelles devraient être nos préoccupations véritables ? » dans *Troisième âge et soins de santé*, actes d'un colloque sur le vieillissement de la population et les contraintes financières du secteur de la santé, mai 1986, parrainé par le Conseil économique du Canada, 1987, p. 56-63.

ROOS, Noralou P., Evelyn SHAPIRO et Leslie N. ROOS, « Aging and the demand for health services : Which aged and whose demand ? » dans D. COBURN, C. D'ARCY, G.M. TORRANCE, P. NEW. *Health and Canadian Society, Sociological Perspectives*, Fitzhenry and Whiteside, 1987, p. 333-343.

ROOTMAN, Irving. « Inégalités face à la santé : sources et solutions » dans *Promotion de la santé*, Santé et Bien-être social Canada, hiver 1988.

ROSS, David P. et Richard SHILLINGTON. *Données de base sur la pauvreté au Canada 1989*, Conseil canadien de développement social, 1989, 118 p.

SANTÉ QUÉBEC. *Et la santé, ça va ?, rapport de l'enquête Santé Québec 1987*, tome 1 et tome 2, Montréal, 1988.

SAUNDERS, Peter et Frederick KLAU. *Le rôle du secteur public. Causes et conséquences de l'élargissement du secteur public*, Revue économique de l'OCDE, printemps 1985, n° 4.

SODERSTROM, Lee. *Privatization : Adopt or Adapt ?*, document produit pour la Commission d'enquête sur les services de santé et les services sociaux, février 1987, 242 p.

STODDARD, Greg L. et Roberta J. LABELLE. *Privatisation du système canadien de santé : assertions, faits, idéologie et options,* Santé et Bien-être social Canada, 1985, 110 p.

STODDARD, Greg L. et James R. SELDON. « Publicy financed competition in Canadian health-care delivery : a viable alternative to increased regulation ? » dans *Proceedings of the Second Canadian Conference on Health Economics,* 1984, p. 121-150.

SWARTZ, Donald. « The politics of reform : Conflict and accomodation in canadian health policy » dans D. COBURN, C. D'ARCY, G.M. TORRANCE, P. NEW, *Health and Canadian Society, Sociological Perspectives,* Fitzhenry & Whiteside, 1987, p. 568-581.

TAYLOR, Malcolm G. « The canadian health-care system : after medicare » dans D. COBURN, C. D'ARCY, G.M. TORRANCE, P. NEW. *Health and Canadian Society, Sociological Perspectives,* Fitzhenry & Whiteside, 1987, p. 73-100.

THERRIEN, Rita. *La contribution informelle des femmes aux services de santé et aux services sociaux,* document préparé pour la Commission d'enquête sur les services de santé et les services sociaux, 1987, 109 p.

VAILLANCOURT, Yves, Denis BOURQUE, Françoise DAVID et Édith OUELLET. *La privatisation des services sociaux,* étude préparée pour la Commission d'enquête sur les services de santé et les services sociaux, septembre 1987, 398 p.

WALKER, Alan. « Offre et demande de services de santé » dans *Troisième âge et soins de santé,* actes d'un colloque sur le vieillissement de la population et les contraintes financières du secteur de la santé, mai 1986, parrainé par le Conseil économique du Canada, 1987, p. 31-46.

WOLFE, David A. « Les dimensions politiques du déficit » dans *Les dimensions politiques de la politique économique,* Commission royale sur l'union économique et les perspectives de développement du Canada, 1986, p. 137-190.

Achevé d'imprimer
en mai 1990 sur les presses
des Ateliers Graphiques Marc Veilleux Inc.
Cap-Saint-Ignace, Qué.